Monthly Book

Medical Rehabilitation

JN115783

…って………

　膝関節は下肢の中央部に位置し，日常生活動作では荷重に耐えながら広い可動域での運動が求められる関節である．しかしながらその骨形態に目を向けると，関節面形状の適合性は良好とはいえず，発達した靱帯，半月板などの軟部組織が支持機能や荷重分散機能を補完している．このような解剖学的背景から，中高年では長期間の力学的負荷により一次性関節症が発生し，若年ではスポーツ活動などにより軟部組織のオーバーユース障害や外傷が発生する．従来からこれら膝関節疾患に対する保存治療や手術治療後の後療法として，リハビリテーション治療は広く行われてきた．近年では変形性膝関節症によるロコモティブシンドロームや，スポーツによる靱帯損傷に対する，予防医学として役割も注目されている．

　本特集号では，前半部分を膝関節リハビリテーション診療に必要な基本的知識に，後半部分を代表疾患別のリハビリテーション治療にあてた．治療を行うにあたって膝関節の解剖，バイオメカニクスに熟知していることは大前提であり，小林龍生先生には大腿脛骨関節，膝蓋大腿関節のそれぞれに対して解説いただいた．治療計画のために不可欠な診断については，膝関節局所から全身に至るまでの診察・機能評価法を西山一成先生に解説いただいた．大澤竜司先生には，様々な病態に対する基本手技について，筋力増強トレーニング，ストレッチ，関節可動域トレーニング，物理療法を中心に解説いただいた．オーバーユース障害の代表である膝伸展機構障害については，新井祐志先生から急性期，スポーツ復帰，復帰後の再発予防までを段階的に解説いただいた．木村由佳先生には膝前十字靱帯再建術後の再損傷予防に重点を置いた criteria-based protocol を，橋本祐介先生には半月板修復術前後のリハビリテーション治療を中心に，断裂形態や部位ごとにポイントを紹介いただいた．保存治療から培養軟骨細胞を用いた再生医療まで様々な治療が行われている軟骨損傷については，各治療法の概要とそれぞれに対するリハビリテーション治療の進め方を松下雄彦先生に解説いただいた．変形性膝関節症に対するリハビリテーション治療については，まず最も対象患者が多い保存治療に関して，これまでのエビデンスから推奨される運動療法を阿部里見先生に解説いただいた．近年，様々な手術手技が報告されている膝関節周囲骨切り術に関しては，齊藤英知先生から各術式の特徴，周術期管理，合併症対策を含めて解説いただいた．そして手術件数が増加の一途を辿る人工膝関節置換術に関しては，良好な術後成績獲得に向けたポイントを箕田行秀先生に紹介いただいた．最後に膝関節周囲悪性骨軟部腫瘍に関して，腫瘍用人工関節を用いた膝関節再建術に対するリハビリテーション治療の実際を塚本真治先生に紹介いただいた．

　今回，執筆いただいた先生方はいずれも膝関節治療の最前線でご活躍されているエキスパートであり，豊富な経験に基づいて記された本特集号は必ずや明日からのリハビリテーション診療に役立つものと確信している．ご多忙な中，本企画にご賛同いただいた執筆者ならびに編集者の方々に心より感謝の意を表する．

2021 年 1 月
津田英一

Key Words Index

Writers File

ライターズファイル（50音順）

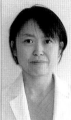

阿部里見
（あべ さとみ）

1998年　旭川医科大学卒業　同大学整形外科入局
2004～06年　米国 Washington University in St. Louis 留学
2006年　旭川医科大学整形外科
2008年　同, 助教
2017年　同, 学内講師

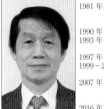

小林龍生
（こばやし たつお）

1981年　慶應義塾大学医学部卒業　同大学整形外科入局
1990年　東京専売病院, 副部長
1993年　防衛医科大学校整形外科, 助手
1997年　同, 講師
1999～2000年　英国 Leeds 大学留学
2007年　防衛医科大学校病院リハビリテーション部, 准教授
2016年　同, 教授

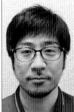

西山一成
（にしやま かずなり）

2010年　島根大学卒業
2013年　和歌山県立医科大学リハビリテーション医学講座, 学内助教　那智勝浦町立温泉病院内科
2015～16年　同病院整形外科
2017年　和歌山県立医科大学リハビリテーション医学講座, 助教　和歌山ろうさい病院リハビリテーション科
2020年　岩手医科大学リハビリテーション医学科, 助教

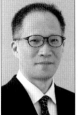

新井祐志
（あらい ゆうじ）

1993年　京都府立医科大学医学部医学科卒業　同大学整形外科学教室入局
1998年　同大学大学院博士課程（専攻：整形外科）修了
2005年　同大学大学院運動器機能再生外科学, 助手
2006年　同大学生体材料・生体力学講座（寄附講座）, 学内講師
2007年　米国 Mayo Clinic 留学
2012年　京都府立医科大学大学院運動器機能再生外科学, 講師
2014年　同大学附属病院リハビリテーション部, 講師（兼）
2016年　同大学大学院スポーツ・障がい者スポーツ医学, 准教授

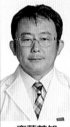

齊藤英知
（さいとう ひでとも）

1999年　秋田大学医学部医学科卒業
2006年　同大学大学院医学研究科博士課程修了
2010年　同大学大学院整形外科学講座, 助教
2011年　同大学附属病院リハビリテーション科, 助教
2014年　Sports Clinic Germany（ドイツ）留学

橋本祐介
（はしもと ゆうすけ）

1997年　大阪市立大学卒業　同大学整形外科入局
2003年　同大学大学院修了　同大学整形外科, 後期臨床研究医
2007年　同大学整形外科, 助教
2009年　同, 講師
2017年　Taos Orhtopaedic Intitute, International Fellow
2018年　大阪市立大学整形外科, 講師

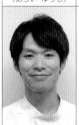

大澤竜司
（おおさわ りゅうじ）

2007年　新潟医療福祉大学卒業　長野厚生連南長野医療センター篠ノ井総合病院リハビリテーション科
2015年　神奈川県立保健福祉大学大学院修士課程修了
2017年　信州大学医学部附属病院リハビリテーション部

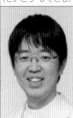

塚本真治
（つかもと しんじ）

2006年　奈良県立医科大学卒業
2008年　同大学整形外科学教室入局
2015年　学位取得
2016年～17年　Department of Orthopaedic Oncology, Rizzoli Institute, Bologna, Italy. Clinical fellowship
2017年　奈良県立医科大学リハビリテーション科, 診療助教

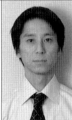

松下雄彦
（まつした たけひこ）

1999年　神戸大学卒業　同大学整形外科入局
2004～07年　ケースウエスタンリザーブ大学, 研究助手
2007年　神戸大学附属病院整形外科
2013年　同, 助教
2017年　同, 講師

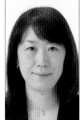

木村由佳
（きむら ゆか）

2005年　弘前大学医学部卒業
2007年　弘前大学医学部附属病院整形外科学, 医員
2011年　同大学大学院医学研究科修了
2015年　同大学大学院医学研究科, 助教
2017年　米国 Emory 大学留学
2018年　弘前大学大学院医学研究科, 助教
2020年　同, 講師

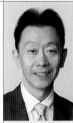

津田英一
（つだ えいいち）

1990年　弘前大学卒業　同大学整形外科
1997年　同大学大学院修了
1999年　米国ピッツバーグ大学, リサーチフェロー
2006年　弘前大学整形外科, 講師
2013年　同大学整形外科学講座, 准教授
2016年　同大学リハビリテーション医学講座, 教授

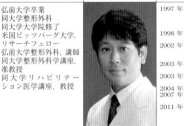

箕田行秀
（みのだ ゆきひで）

1997年　大阪市立大学医学部卒業　同大学医学部附属病院, 臨床研修医
1998年　関西労災病院整形外科, 臨床研修医
2002年　Anderson Orthopaedic Clinic, Alexandria, VA, USA
2003年　大阪市立大学大学院医学研究科卒業
2003年　市立吹田市民病院整形外科
2004年　関西労災病院整形外科
2007年　大阪市立大学大学院医学研究科整形外科, 講師
2011年　AOA-JOA（日本整形外科学会-アメリカ整形外科学会）Traveling Fellowship
2021年（予定）　The John N. Insall Travelling Fellowship

Contents

膝関節リハビリテーション診療マニュアル

編集企画／弘前大学教授　津田英一

Monthly Book

MEDICAL REHABILITATION No. 258/2021. 2 目次

編集主幹／宮野佐年　水間正澄

MB Med Reha **No.258**：1-7, 2021

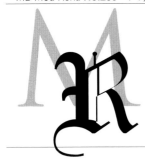

特集／膝関節リハビリテーション診療マニュアル

膝関節疾患のリハビリテーション治療に必要な解剖・バイオメカニクス

小林龍生*

Abstract　膝関節の屈曲伸展運動は内側側副靱帯，外側側副靱帯の大腿骨付着部を通る外科的上顆軸中心のほぼ単軸運動で，人工膝関節置換術は外科的上顆軸を基準に施行される．諸動作での最大大腿四頭筋筋力は歩行を基準にするとジャンプ 3.8 倍，階段上り下りとも 3.2 倍，スクワット 2.9 倍，ジョギング 2.4 倍で，最大大腿脛骨関節間力も歩行を基準にすると，ジョギングと階段下り 1.6 倍，ジャンプ 1.4 倍，階段上り 0.94 倍，スクワット 0.93 倍である．半月板は大腿骨顆部の動きに合わせ移動するが，前角，後角が固定されており hoop 機能で荷重を分散する．諸動作時に必要な膝関節前後制動力は後方制動力のほうが大きく，前十字靱帯損傷では膝崩れを生じるが後十字靱帯損傷では膝崩れが少ない．腓腹筋の後方制動力が膝崩れを防いでいる可能性がある．膝蓋大腿関節のアライメント評価に理想的な伸展機構平面からの膝蓋骨，脛骨粗面の偏位量を利用すると偏位量は手術に際しての矯正量であり有用である．

Key words　膝関節(knee joint)，機能解剖(functional anatomy)，外科的上顆軸(surgical epicondylar axis)，大腿脛骨関節間力(femorotibial joint force)，膝蓋大腿関節アライメント(patellofemoral joint alignment)

Ⅰ．膝関節とは

　膝関節は体重を受ける大腿脛骨関節(FT 関節)と大腿四頭筋の膝伸展筋力を統合増強する膝蓋大腿関節(PF 関節)よりなる．FT 関節は蝶番関節に分類され主な自由度は屈曲伸展運動のみであるが，前十字靱帯(anterior cruciate ligament；ACL)，後十字靱帯(posterior cruciate ligament；PCL)，内側側副靱帯(medial collateral ligament；MCL)，外側側副靱帯(lateral collateral ligament；LCL)で連結制御されている．膝関節の特徴は，荷重の伝達を分散するために半月板軟骨組織があることである．膝蓋骨はヒトの体の中で最大の種子骨であるが，大腿四頭筋の作用を良好に統合増強するためには，PF 関節のアライメントが良好に保たれている必要がある．膝蓋骨を安

定するための主要な組織である内側膝蓋大腿靱帯(medial patellofemoral ligament；MPFL)が注目されたのは近年になってからである[1]．

Ⅱ．FT 関節

1．屈曲伸展軸

　膝関節の主な動きは屈曲伸展運動で蝶番関節に分類される．古くは膝関節を真横から観察して 4 bar linkage model で大腿骨顆部側面の輪郭が描かれるので，膝関節の屈曲伸展運動は ACL，PCL で誘導される 4 bar linkage model によるとの考えがあった[2]．1993 年 Hollister らは新鮮解剖屍体膝を用いた検討で膝関節の屈曲伸展運動は MCL および LCL の大腿骨付着部を通る軸による単軸運動であると報告した[3]．つまり，真横からではなく MCL および LCL 大腿骨付着部を通る軸でみ

＊　Tatsuo KOBAYASHI，〒 359-8513　埼玉県所沢市並木 3-2　防衛医科大学校病院リハビリテーション部，教授

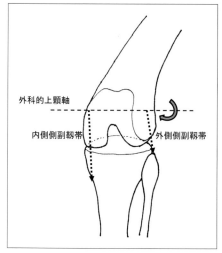

図 1. 膝関節単軸運動
下腿骨は内側側副靱帯，外側側副靱帯
の大腿骨付着部を通る外科的上顆軸の
周りに内側側副靱帯，外側側副靱帯に
誘導されるように屈曲伸展運動を行う．

ると単軸運動がみえてくるというものである（**図 1**）．以後 MCL および LCL の大腿骨付着部の骨指標である内側上顆溝と外側上顆突出部を通る外科的上顆軸を屈曲伸展軸として人工膝関節インプラントが設計され，手術中の大腿骨側インプラントの設置の回旋位の指標にも外科的上顆軸が使用されるようになった[4]．

一方，手術中の脛骨側インプラントの設置時の回旋位の指標には膝蓋靱帯内側縁と PCL 付着部を結ぶ Akagi line が外科的上顆軸とほぼ直行するということで一般に用いられている[5]．私見になるが，本稿の後半で述べる PF 関節のマルアライメントの要因の 1 つに脛骨粗面の外方偏位がある．脛骨粗面の外方偏位のある症例の膝蓋靱帯を指標に脛骨側インプラントの設置回旋位を決定すると外旋位設置になる．脛骨側インプラントも術中に外科的上顆軸に合わせて設置回旋位を決定したほうが良い．そこで術前 MRI で外側上顆突出部，内側上顆溝，膝蓋靱帯内側縁，PCL 付着部を指定すると外科的上顆軸と Akagi line のなす角度が計算されるコンピュータプログラムを作成し，術後症例を検討してみたが，膝蓋靱帯の外方偏位のない症例の可動域が良い傾向であった[6]．

2．諸動作における大腿四頭筋筋力および FT 関節間力

諸動作時の大腿四頭筋筋力および FT 関節間力はリハビリテーションを考えるうえで必要なデータであるが，両者の直接的な計測は技術的にも倫理的にも難しく，間接的な光学マーカーを用いた動作解析が用いられる．方法は成書や論文[7]に譲り，当部で行った結果を紹介する（防衛医科大学校倫理委員会承認 2500 号）．

10 名の被験者にスクワット（屈曲角度 104±8°），歩行（速度 1.2±0.1 m/秒），ジョギング（速度 1.8±0.2 m/秒），ジャンプ（高さ 28.5±4.4 cm）を 9 回ずつ施行してもらい計測した．結果は体重で除することにより被験者間の体重の影響を補正し平均した．得られた大腿四頭筋筋力の平均値のグラフを**図 2**に，大腿脛骨関節間力の平均値のグラフを**図 3**に示す．また，各施行回毎の大腿四頭筋筋力の最大値はスクワット 42.1±8.0 N/kg，歩行 14.5±6.8 N/kg，ジョギング 34.9±8.8 N/kg，ジャンプ 55.2±9.1 N/kg であった．各施行回毎の FT 関節間力の最大値はスクワット 43.6±5.6 N/kg，歩行 46.9±6.8 N/kg，ジョギング 75.3±9.9 N/kg，ジャンプ 66.0±11.0 N/kg であった．階段の上り下り（段の高さ 40 cm）に関しては床反力計の位置の変更とそれによる設定変更が必要で同日に計測ができず日を改めて施行した．被験者 4 名でそれぞれ 5 回計測した．各施行回毎の最大大腿四頭筋力は階段上りが 46.1±5.5 N/kg，階段下りが 46.6±6.8 N/kg，各施行回毎の最大 FT 関節間力は階段上りが 43.8±3.4 N/kg，階段下りが 72.8±6.6 N/kg であった．

最大大腿四頭筋力は歩行を基準にすると大きさの順にジャンプ 3.8 倍，階段上りと下りが 3.2 倍，スクワット 2.9 倍，ジョギング 2.4 倍であった．最大 FT 関節間力も歩行を基準にするとジョギングと階段下りが 1.6 倍，ジャンプ 1.4 倍，階段上り 0.94 倍，スクワット 0.93 倍であった．スクワットと階段上りが必要最大大腿四頭筋筋力の割には FT 関節にかかる負荷は小さく，変形性膝関節症

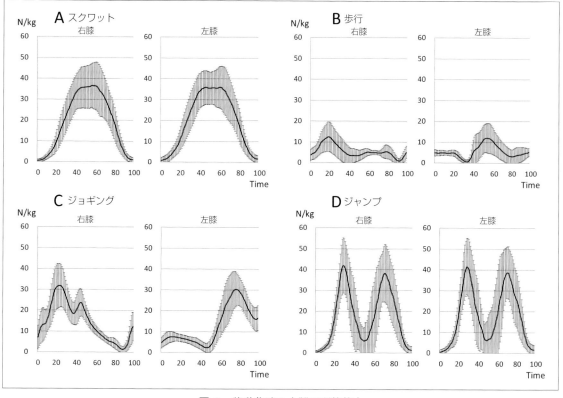

図 2. 諸動作時の大腿四頭筋筋力
右膝と左膝の大腿四頭筋筋力
A：スクワット，B：歩行，C：ジョギング，D：ジャンプ

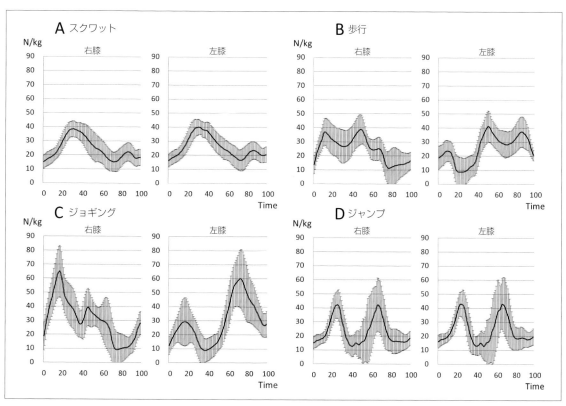

図 3. 諸動作時の大腿脛骨関節間力
右膝と左膝の大腿脛骨関節間力
A：スクワット，B：歩行，C：ジョギング，D：ジャンプ

の症例に好ましい運動と思われた．一方，階段下りはFT関節の負荷がジョギングと同等に大きく変形性膝関節症の患者には好ましくない動作と思われた．トレーニング方法にフォワードランジという方法もある．3名の被験者で10回ずつスクワットとフォワードランジを行い両動作の比較も追加調査した．被験者それぞれの最大大腿四頭筋力はフォワードランジがスクワットの2.14倍で，最大FT関節間力はフォワードランジがスクワットの1.96倍とフォワードランジのほうがスクワットの2倍の筋力が必要で2倍の負荷がかかっていた．

3．半月板のhoop機能

前述で紹介したようにFT関節には諸動作で大きな負荷がかかっている．そのため膝関節には他関節と異なり半月板軟骨が存在し荷重の分散を行っている．半月板の形態は内側がC字型，外側は丸型で，ともにほぼ平らな脛骨関節面と曲率のある大腿骨関節面間の隙間を補完するように存在している．FT関節の屈曲伸展運動はほぼ単軸運動ではあるが大腿骨顆部が脛骨関節面上のいつも同じ位置で回転しているのではなく，屈曲に従って後方に位置を変える[8]．それゆえ半月板もいつも同じ位置にいるのではなく，半月板の前端の前角と後端の後角はしっかり脛骨に固定されているが，その他の部分は自由度があって，大腿骨顆部の移動に伴って脛骨関節面上を後方に移動する．そして大腿骨顆部の動きに対応しながら全長で張力を発揮して，大腿骨顆部からの荷重を受け荷重分散を行っており[9]，これをhoop機構という．内側半月板後角損傷でhoop機構が破綻し半月板が逸脱している症例の後角断裂部を修復する手術は，破綻したhoop機能を再建し半月板の荷重分散機能を回復する手術である．

4．FT関節における前方後方制動

FT関節の荷重面に諸動作で大きな荷重がかかると同様に，前後方向にも大きな制動力が必要である．前方制動しているのがACL，後方制動しているのがPCLと考えられている．両靭帯は作用方向の異なる同じような靭帯であるが，損傷後の臨床症状はACLが膝崩れを生じスポーツ復帰が困難であるのに対し，PCL損傷では膝崩れは稀でスポーツ復帰可能と全く異なっている．前述の『2．諸動作における大腿四頭筋筋力およびFT関節間力』と同じ動作解析のデータを用いた諸動作時の前方・後方制動力については既に報告している[7]ため今回は結果のみ紹介する．

スクワットでは膝が伸展位に近い開始と終了近くで5 N/kg以下の小さな前方制動力が必要で，膝が屈曲するに従って大きな後方制動力が必要となり，膝が最も屈曲したときに20 N/kg近い大きさになった．歩行では立脚期に後方制動力が働き遊脚期に前方制動力が働く傾向はあるが一定ではなく，必要な制動力も大きくても前方後方ともに5 N/kg程度と小さかった．ジョギングでは立脚期の膝が最も屈曲したときに後方制動力が15 N/kg程度の最大で，踵接地直後と踵接地前の膝が伸展位に近いときに5 N/kg程度の前方制動力が必要であった．ジャンプでは膝が伸展位に近い開始と終了近くおよびジャンプ中に5 N/kg程度の前方制動力が必要で，踏み切りと着地時に膝が最も屈曲したときに後方制動力が最大となり20 N/kg程度であった．つまり断裂すると膝崩れを起こすACLが担っている前方制動力より，断裂しても膝崩れを起こさないPCLが担っている後方制動力のほうが大きいという臨床症状と相反する結果であった．この矛盾に対する私見は，膝関節の前方にはACLの前方制動を補佐する筋肉組織はないが，後方には頑強な腓腹筋があり動的にPCLの後方制動を補佐し，たとえPCLの断裂後でも腓腹筋の働きで膝崩れが抑えられるのではないかと考えている[7]（**図4**）．

Ⅲ．PF関節

1．膝蓋骨の機能

PF関節の機能は膝蓋骨に付着する大腿四頭筋の筋力を統合増強し効率良く膝関節を伸展する働きである．動力としての大腿四頭筋筋力の効率を

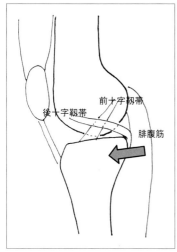

図 4. 膝関節の前方後方制動

下腿骨の前方制動は前十字靱帯が担うが，後方
制動は後十字靱帯に加えて腓腹筋が補助するこ
とが可能である．

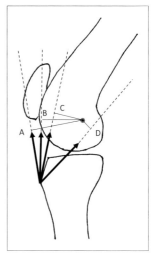

図 5. 膝蓋大腿関節の機能

大腿四頭筋の膝伸展力のレバーアームは膝蓋骨
があるとき（A）と膝蓋骨がないとき（B）に比べ大
きくなり，膝蓋骨が脱臼すると膝蓋骨がないと
きより小さくなり（C），脱臼が高度になると屈曲
方向に作用する（D）．

高めているのが膝蓋骨である．『Ⅱ．FT 関節　1.
屈曲伸展軸』の項で述べたように FT 関節は外科
的上顆軸を中心としたほぼ単軸運動なので，大腿
四頭筋が働くときのレバーアームは膝蓋靱帯走行
直線と外科的上顆軸間の距離になる（**図 5-A**）．膝
蓋骨がある場合（**図 5-A**）はない場合（**図 5-B**）に比
べ，膝蓋骨の厚さ分レバーアームが大きくなり，
大腿四頭筋筋力が増強される．先天性膝蓋骨脱臼
では膝伸展力が弱く転倒しやすい．膝蓋骨が脱臼
位にあるとレバーアームは前述の膝蓋骨がない場
合よりもさらに小さくなり（**図 5-C**），大腿四頭筋
筋力もさらに弱くなるためである．さらに高度に
脱臼して膝蓋骨が外科的上顆軸より後方になると
（**図 5-D**），本来膝を伸展するはずの大腿四頭筋
力が逆に屈曲力になり患者は膝が伸展できず歩行
が困難になる[10]．

2．PF 関節の三次元アライメント

ところで，膝蓋骨脱臼には反復性脱臼（複数回
脱臼歴がある），習慣性脱臼（屈曲伸展運動に際し
て一定の角度でいつも脱臼する），恒久性脱臼（常
に脱臼位にある）がある．また脱臼の程度は膝蓋
骨の central ridge が大腿骨膝蓋面の外側縁を超
えない亜脱臼，超える脱臼と表現する．X 線軸写
像による PF 関節面形成の評価法は一般に sulcus
angle（PF 関節面の内側関節面と外側関節面のな

す角）で，脱臼の程度の評価法は congruence
angle（PF 関節面の内側関節面と外側関節面のな
す角の二等分線と内側関節面と外側関節面の交点
から膝蓋骨の central ridge に引いた線のなす角
度）が使われ[11]，伸展機構のアライメントを評価
する臨床評価は一般的に Q 角（上前腸骨棘と膝蓋
骨中央を通る線と膝蓋骨中央と脛骨粗面を通る線
のなす角）が使われる[12]．大腿四頭筋筋力が効率
良く働くためには，膝蓋骨も含めた膝の伸展機構
のアライメントが良好である必要があり，治療に
結び付く，より詳細な評価方法が必要と思われ
る．どのような状態の膝伸展機構が最も安定して
効率的に作用できるかというと，膝伸展機構が大
腿骨膝蓋関節面を垂直に二等分するように走行す
るときである．そこで MRI を撮影し PF 関節から
20 cm 近位の大腿四頭筋断面重心点から大腿骨膝
蓋関節面の内側縁と外側縁中点を垂直に二等分す
る理想的伸展機構平面を考えて，膝蓋骨中心およ
び脛骨粗面中心がこの理想的伸展機構平面より偏
位している距離で伸展機構のアライメントを評価
する方法を考えコンピュータプログラムを作成し
た（**図 6**）．理想的な位置からの偏位量が計算され
ているので，手術中に脛骨粗面や膝蓋骨をどの程
度矯正すべきかがわかる．近位リアライメント

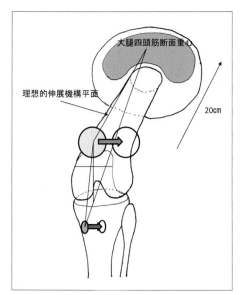

図 6. 膝蓋大腿関節の三次元評価
大腿四頭筋断面重心から大腿骨膝蓋関節面を垂直に二等分する理想的伸展機構平面からの膝蓋骨，脛骨粗面の偏位量で評価する.

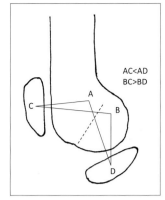

図 7. 内側膝蓋大腿靱帯の固定間距離
アイソメトリックポイントから膝蓋大腿関節大腿脛骨関節移行部に向かう境界の前近位領域では伸展時（AC）に短く，屈曲時（AD）に長くなる.後遠位領域では伸展時（BC）に長く，屈曲時（BD）に短くなる.

のみか，遠位リアライメントも行うべきかが治療に際しよく議論される．この評価法を用いれば近位リアライメントや遠位リアライメントがどの程度必要か否かが数値で判断できる[13]~[15]．（このプログラムはご連絡いただければ提供いたします.）

3．MPF 靱帯の付着部

膝蓋骨の脱臼はほとんど外側脱臼なのでMPFL が重要で，前項のリアライメント手術のうち近位リアライメントでは MPFL の再建が主に行われている．MPFL の走行は MCL 付着部，内転筋結節，腓腹筋内側頭付着部で囲まれた箇所のMPFL 大腿骨付着部アイソメトリックポイントから膝蓋骨外側縁に停止する．ここで側面像からアイソメトリシティについて検討すると，先程のMPFL 大腿骨付着部アイソメトリックポイントから大腿骨顆部の膝蓋関節面と脛骨関節面の移行部に向かう直線より，前方近位領域内に起始をとると（**図7**A）付着部間距離は伸展位で短くなり屈曲位で長くなり（**図7**AC＜AD），一方，後方遠位領域内に起始をとると（**図7**B）付着部間距離は伸展位で長くなり屈曲位で短くなる（**図7**BC＞BD）[10]．MPFL を再建するときの術中確認調整時に参考になる知見と思われる.

謝 辞

稿を終えるにあたり，動作解析の実施にあたり，ご協力いただきました防衛医科大学校病院リハビリテーション部の作業療法士の椎名義明氏，理学療法士の三瓶良祐氏，自衛隊中央病院診療技術部リハビリテーション技術課の理学療法士の青山亮介氏，赤嶺宏樹氏に，伸展機構のアライメントを評価するコンピュータプログラム作成にご協力いただいた防衛医科大学校病院医療情報部副部長の脇坂 仁先生に深謝いたします.

文 献

1) Nomura E, Horiuchi Y：A mid-term follow-up of medial patellofemoral ligament reconstruction using an artificial ligament for recurrent patella dislocation. *Knee*, **7**：211-215, 2000.

2) O'Connor J, et al：Knee ligaments structure, function, injury, and repair. Daniel D, et al(eds), Geometry of the knee, pp. 163-199, Raven Press, 1990.

3) Hollister AM, et al：The axes of rotation of the knee. *Clin Orthop Relat Res*, **290**：259-268, 1993.

4) Berger RA, et al：Determination the rotational alignment of the femoral component in total knee arthroplasty using the epicondylar axis. *Clin Orthop Relat Res*, **286**：40-47, 1993.

5) Akagi M, et al：An anteroposterior axis of the tibia for total knee arthroplasty. *Clin Orthop Relat Res*, **420**：213-219, 2004.

6) 小林龍生ほか：MRI を用いた TKA 術前計画. 日人工関節会誌, **39**：26-27, 2009.

7) 小林龍生：リハビリテーション医学における動作解析. *Jpn J Rehabil Med*, **55**：152-158, 2018.

8) 戸松泰介：膝関節における負荷面の移動相に関する研究. 日整会誌, **52**：551-568, 1978.

9) Seedhom B：Biomechanics of the knee. 整外バイオメカニクス, **5**：17-27, 1983.

10) 小林龍生：膝蓋骨脱臼のバイオメカニクス. 関節外科, **31**：10-16, 2012.

11) Merchant AC, et al：Roentgenographic analysis of patellofemoral congruence. *J Bone Joint Surg*, **56**A：1391-1396, 1974.

12) Insall J, et al：Chondromalacia patellae. *J Bone Joint Surg*, **58**B：1-8, 1976.

13) Kobayashi T, Fujikawa K：Theoretical use of 3D CT to predict method of patella realignment. *Knee*, **10**：135-138, 2003.

14) Kobayashi T, et al：Evaluation of patello-femoral alignment using MRI. *Knee*, **12**：447-453, 2005.

15) 小林龍生：膝蓋骨の malalignment に対する外側解離術・distal realignment, 岩本幸英(監), 黒坂昌弘(編), 膝関節の要点と盲点, pp. 156-160, p. 317, 文光堂, 2005.

好評雑誌 Monthly Book Orthopaedics 増刊号

好　評

ポイント解説　　　　　Vol **30** No **10**　　2017年10月刊

整形外科診断の基本知識

編集企画／松本守雄
（慶應義塾大学教授）

脊椎・上肢・下肢・骨軟部腫瘍における的確な診断に必要な各疾患の特徴を、この1冊に凝縮。古くも新しい診断法の知識を、エキスパートが漏れなく伝授。ベテラン整形外科医にとっても、「基本知識」の刷新が図れること間違いなしの貴重特集号です！

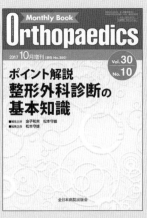

B5判　294頁　定価(本体価格5,800円＋税)

＜とりあげた項目＞

Ⅰ．脊椎脊髄疾患
頚髄症
頚部神経根症
慢性腰痛症
腰椎椎間板ヘルニア・
腰部脊柱管狭窄症
脊柱変形
原発性／転移性脊椎腫瘍
脊髄疾患
骨粗鬆症および椎体骨折
化膿性脊椎炎、椎間板炎
脊椎・脊髄損傷

Ⅱ．上肢疾患
小児肘関節周囲骨折
末梢神経障害
リウマチ手指変形
手根骨骨折
肩関節周囲炎・腱板断裂
投球障害

Ⅲ．下肢疾患
発育性股関節形成不全（DDH）
変形性股関節症
特発性大腿骨頭壊死症
関節唇損傷
膝関節半月板損傷
膝関節靱帯損傷
膝蓋大腿関節障害
変形性膝関節症
膝関節 overuse 症候群
外反母趾
変形性足関節症
足の末梢神経障害
足関節捻挫、足・足関節外傷
距骨骨軟骨損傷

Ⅳ．骨軟部腫瘍
良性骨腫瘍
悪性骨腫瘍
良性軟部腫瘍
悪性軟部腫瘍

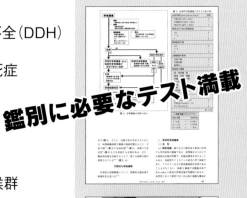

鑑別に必要なテスト満載！

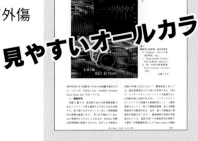

見やすいオールカラー

（株）全日本病院出版会

〒113-0033　東京都文京区本郷3-16-4
TEL：03-5689-5989　FAX：03-5689-8030
www.zenniti.com

MB Med Reha No.258：9-15, 2021

特集／膝関節リハビリテーション診療マニュアル

膝関節疾患のリハビリテーション診断

西山一成[*1]　西村行秀[*2]

Abstract　関節症およびその症状は ADL を阻害する．膝関節は人体最大の関節の1つで，その複雑な構造や広い可動性は骨性の不安定性の要因となる．種々の靱帯や筋などがこれを安定させている．膝関節には可動性および安定性が求められ，膝関節疾患患者のリハビリテーション診察ではこれを評価する必要がある．しかし，それだけでは不十分である．関節疾患患者は高齢者や肥満者も多く，治療対象となった関節以外の関節，さらには呼吸・循環に影響する内科疾患が併存していることも少なくない．治療効果が不十分な場合には生活環境の変更や補装具の使用を必要とすることもある．膝関節疾患患者のリハビリテーション診断では患部の機能評価にとどまらず，呼吸循環機能，膝関節の機能・能力障害を代償するための非患側機能，患者の背景因子なども含めて全人的に診察し評価する．

Key words　膝(knee)，リハビリテーション(rehabilitation)，併存症(comorbidity)

はじめに

　リハビリテーション医学は機能の回復，障害の克服をもとに個人の活動を賦活化することを目的とする．2019年度の国民生活基礎調査の概況(厚生労働省)によると，要支援者が支援を必要とするようになった主な原因は関節疾患が18.9%と最も多く，関節症およびその症状がADL(activity of daily living)を阻害し得ることがわかる．

　膝関節の実質的な運動方向は屈曲および伸展で，日本整形外科学会・日本リハビリテーション医学会の関節可動域表示ならびに測定法によると可動域は0～130°である．しかし，膝関節は単純な蝶番関節ではなく，6自由度(屈曲/伸展，内旋/外旋，内反/外反，前方/後方 glide，内側/外側 shift，圧縮 compression/引っぱり distraction)を有し，これらの組み合わせにより膝の屈伸を行

表 1．日常生活活動と膝屈曲角度

自動	平行歩行	70°
	階段昇降	95°
	椅子からの立ち上がり	105°
	自転車漕ぎ	110°
他動	蹲踞の姿勢	130～145°
	正座	150～165°

（文献2より）

う[1]ため，実際の膝関節の運動範囲はもっと広い．正座時の屈曲は150～165°にも及ぶ(表1)[2]が，この広く多様な可動性は骨性の不安定性を生じる．さらに大腿骨，脛骨というアームの長い梃子(てこ)の支点となる膝関節が受けるストレスは大きい．また，膝関節は荷重関節であり，健常者の整地歩行時にも体重のおよそ3倍の力が加わる[3]．そこで，膝関節は筋および靱帯，半月板といった軟部組織により安定性を得ている．日常生活活動作

*1 Kazunari NISHIYAMA，〒 028-3694 岩手県紫波郡矢巾町医大通1-1-1　岩手医科大学リハビリテーション医学科，助教
*2 Yukihide NISHIMURA，同，教授

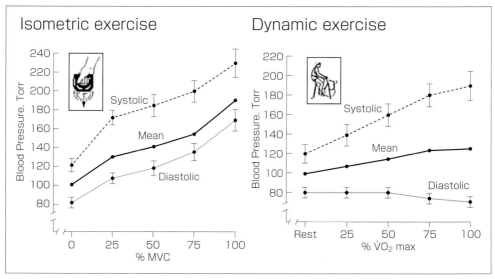

図 1. 運動様式による血圧変動のちがい
Isometric exercise では運動強度の増加に伴い平均血圧が上昇するが,
dynamic exercise における血圧変動は少ない.

（文献 5 より）

において膝関節には可動性と安定性が求められ, リハビリテーション治療を行うにあたっても, これらを評価する必要がある.

他診療科と異なり, リハビリテーション診療では多くの場合, すでに診断が確定した患者に対して治療（運動療法）を行う. 膝関節疾患患者に対するリハビリテーション診療では膝関節の診察だけを行えば良いか？ 運動療法は投薬, 手術といった治療と同等の医療行為である. これらと同様に期待される治療効果と予測される副作用を勘案したうえで治療方針を決定する. 不適切に行えば十分な効果が得られないばかりか, アクシデントを起こすこともあり得る. 膝関節疾患で入院した患者が, 膝以外の問題を抱えていることも少なくない. 膝関節疾患のリハビリテーション治療を実施するにあたり, 入院病名やリハビリテーション処方箋に記載された対象疾患名にとらわれず, 膝関節の評価と同時に, 患者全体を評価する必要がある.

運動の種類と主な注意点

特に膝関節疾患術後の患者のリハビリテーション治療では術者に安静度を確認する必要がある. しかし, 安静度内の運動でも, 併存症などにより運動負荷に注意が必要なことがある. 運動の種類と主な注意点について述べる.

下肢および股関節の筋力増強訓練は変形性膝関節症患者の痛みや QOL を改善する[4]. 関節疾患のリハビリテーションでは筋力増強訓練が推奨されることが多い. Isometric exercise は, dynamic exercise に比べて筋力増強効果の高い運動様式であるが, 過剰に血圧を上昇させる（**図 1**）[5]ため, 冠動脈疾患, 大動脈弁狭窄症, 大動脈瘤など心・血管系に問題を抱えた患者では控えるべきである.

有酸素運動（心肺持久運動）は減量効果や筋骨格系の痛みに有効である[6]. 最大酸素摂取量は有酸素運動能力の指標であるが, 心拍出量と動静脈血酸素較差の積（Fick の式）で規定される. 有酸素運動には酸素運搬能と肺, 作業筋におけるガス交換が重要である（**図 2**）. これらに問題のある患者では運動負荷が過剰にならないように注意する.

ストレッチは関節可動域の拡大, 歩行速度の向上などが報告されており, 膝関節疾患患者のリハビリテーション治療においても頻用される訓練方法である. 循環動態に与える影響は少なく, 比較的安全であるが, 著明な血小板減少などによる出血傾向の患者では過度の関節可動域訓練が関節内出血を起こすこともある.

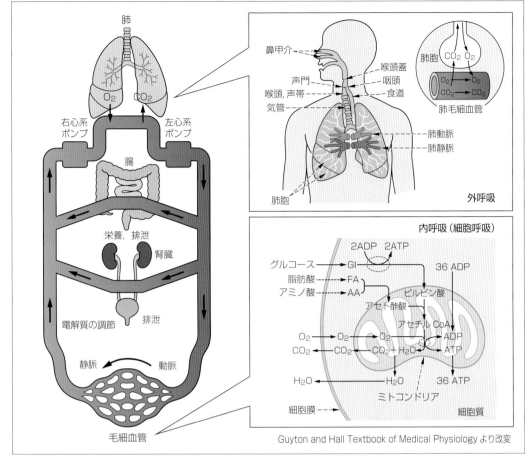

図 2. 呼吸と循環

（ガイトン生理学より）

実際のリハビリテーション診察

運動療法に最低限必要な要素は，運動負荷に対し筋骨格系と呼吸・循環動態が耐え得ることである．変形性関節疾患の患者は高齢者や肥満者も多く，心・血管系疾患およびそのリスクである生活習慣病その他の疾病を合併するものも少なくない．骨格系の問題としてはがんの骨転移などによる脆弱性が問題となることもある．

膝関節疾患の患者においても，ひととおりの問診，身体診察を行い，問題点（疾病，機能障害，能力障害，社会的不利，背景因子）を挙げ，治療方針を立てる．適宜，治療効果の判定を行い，問題点の抽出，治療計画の修正を繰り返す．

1．問　診
1）既往症

既往歴およびその治療経過を聴取することで予測できる問題点もある．例えば，糖尿病でインスリンを使用している患者が運動療法開始後に低血糖発作を生じるのを見かけるが，予測しておくことで慌てずに対応することができる．

2）常用薬

服薬が循環動態や運動機能に及ぼす影響についても配慮する．例えば，降圧作用のあるβ遮断薬は心拍応答を低下させるため心拍数を運動強度の指標としにくいし，利尿薬は循環血漿量を減少させ運動耐用能や体温調節能を低下させ得る．

3）個人・生活歴

生活環境やスポーツ歴に応じて目標とするゴール設定も変わる．和式生活はより広い膝関節の可動域を要し，関節への負担も大きい．また肉体労働は変形性膝関節症のリスク因子として指摘されており[7]，生活様式の変更を要する症例もある．スポーツ復帰を目指すものでは再発予防の観点も

必要となる.

2. 身体診察

1) バイタルサイン

バイタルサインは血圧,脈拍,呼吸数,体温である.安静時の脈拍の不整は不整脈が疑われ,入院時の心電図を確認しておく.高齢者,糖尿病性神経障害などで自律神経の調節障害を有するものがいる.運動療法開始時には運動時,運動後の循環応答に留意する.

2) 身長・体重

肥満は変形性膝関節症のリスク因子の1つである[7].歩行時に膝関節には体重のおよそ3倍の力が加わる[3]が,肥満を有する変形性膝関節症の高齢患者(68.5歳,BMI 34.0)が1 kgの減量をした場合,歩行中の膝関節への荷重が約4 kg(分)減少したとの報告もある[8].減量が膝関節疾患の重要な治療の1つであることがわかる.そのため特に肥満のある患者では体重を定期的に測定し,管理するのが望ましい.

3) 一般身体所見

一見元気な患者であっても,入院時にスクリーニングレベルで良いので一般身体所見だけでもとっておく.必要に応じ適宜フォローし,検査結果の確認,追加検査などを行う.

先に述べたように isometric exercise は筋力増強効果が高いが,血圧を急激に上昇させる.大動脈弁狭窄症,腹部大動脈瘤などは血圧上昇が病態を悪化させ意識消失やショックなどの急変を生じ得る疾患であるが,それぞれ第2肋間胸骨右縁の心雑音や腹部の拍動性腫瘤から疑う.下腿浮腫の原因はうっ血性心不全や低アルブミン血症など様々であるが,血管から間質へのボリュームの移動は起立性低血圧などの要因となり得る.貧血や高血圧による仕事量,後負荷の増加は心不全増悪のトリガーとなるため心不全の既往のある患者や高齢者では適宜,頸静脈,下腿,体重や呼吸状態の観察を行う.安静を要した患者の片側性の圧痕性浮腫は深部静脈血栓症の可能性を念頭に置く.下腿周囲径の計測,熱感,発赤や色調変化,下腿

後面の把握痛,Well's criteria に示されるような静脈に沿った圧痛などの有無を確認する.Homans 徴候(足関節背屈時の硬い後面の痛み)が有名であるが,感度,特異度は低く下肢静脈超音波検査などを考慮する.

4) 残存機能の評価

障害部位に目が向きがちであるが,残存機能の活用はリハビリテーション治療のもう1つのポイントである.患側に対し健側と表現するが,非患側にも関節症や筋力低下などの疾患,機能障害を有することも少なくない.腰,患側および非患側の下肢の診察も忘れてはいけない.また,術後の免荷や転倒予防,歩行の安定のために杖や歩行器を導入することがある.これらを利用するのに十分な上肢機能,認知機能があるか否かも判断する必要がある.

5) 膝の診察

a) 圧痛:膝関節周囲は脂肪組織が少なく,関節外の構造物を触知しやすい.圧痛の位置から障害部位を推察できる(図3).

b) 大腿周囲径,脚長:膝関節の術後患者で不動,寡動による大腿部の筋萎縮をみかける.大腿四頭筋の中でも内側広筋は萎縮しやすい.大腿周囲径を測定し,これを評価する.一般的には膝蓋骨上縁から10 cmで計測し,1 cm以上の周囲径の短縮を筋萎縮とし,膝関節機能障害を示唆する.

内外反膝変形や伸展制限,また股関節の変形などによりアライメント異常や脚長差を生じることがあり,程度に応じて足底板などで補正する.

c) 腫脹,膝蓋跳動,局所熱感:膝関節周囲の腫脹は関節液の増加を示唆する.全体的な腫脹は関節内,局所性の腫脹は滑液包の関節液貯留を考える.関節内の浸出液が多い場合には,膝蓋跳動が観察される.つまり,患者の膝関節を伸展させた状態で,膝蓋骨の上方(膝蓋上嚢)を抑えながら膝蓋骨を押す,もしくは膝蓋骨に触れながら膝蓋上嚢を圧迫した際に膝蓋骨の浮動感を触知する.局所の熱感は活動性の炎症を示唆するが,炎症の活動期は,関節運動を伴わない運動にするなど適

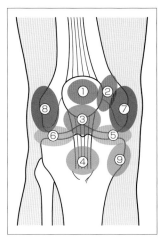

	圧痛部位	疾患
❶	膝蓋骨，膝蓋大腿関節	有痛性分裂膝蓋骨，膝蓋大腿関節の軟骨損傷，滑膜ひだ障害，膝蓋大腿関節症，前膝蓋骨滑液包炎
❷	膝蓋骨内縁	滑膜ひだ障害，反復性膝蓋骨脱臼，膝蓋骨亜脱臼
❸	膝蓋腱近位部周辺，大腿骨顆間窩	Sinding Larsen-Johansson 病，ジャンパー膝，滑膜ひだ障害，離断性骨軟骨炎，膝前部痛
❹	脛骨粗面	Osgood-Schlatter 病
❺	内側関節裂隙	内側半月板損傷，変形性膝関節症（内側型），特発性骨壊死
❻	外側関節裂隙	外側半月板損傷，変形性膝関節症（外側型）
❼	大腿骨内側顆	変形性膝関節症（内側型），内側側副靱帯損傷，特発性骨壊死，離断性骨軟骨炎
❽	大腿骨外側顆	変形性膝関節症（外側型），外側側副靱帯損傷，腸脛靱帯炎
❾	鵞足部，脛骨内側顆	鵞足滑液包炎，内側側副靱帯損傷，特発性骨壊死

図 3. 膝関節圧痛部位

（文献 2 より）

宜プログラムを調節する．

d）関節可動域：関節可動域表示ならびに測定法（日本整形外科学会，日本リハビリテーション医学会）を用いて評価するが，和式生活はより深い膝関節屈曲を要する[2]．関節可動域の改善が不十分な場合には生活様式の変更や動作指導が必要となることもある．膝関節の過伸展は健常女性でもみることがあるが，左右差のある場合は異常を疑う．

e）靱帯と半月板：主要な膝関節の支持機構は前後，内外側それぞれに存在する前十字靱帯，後十字靱帯，内側側副靱帯，外側側副靱帯で，これらを種々の筋群が動的にサポートする[9]．半月板は関節軟骨と協働しクッションとして作用し円滑な運動を助ける．これらに不安定性がある場合や靱帯損傷の術後などに膝装具を使用する．

前十字靱帯の診察手技として，① 前方引き出しテスト，② Lachman Test，③ Pivot Shift Test，④ N-Test，後十字靱帯には ① 後方引き出しテスト，② 脛骨後方落ち込み徴候（tibial posterior sag sign）が有名である．側方動揺性には外反ストレステストと内反ストレステストが知られており，それぞれ内側側副靱帯と外側側副靱帯を評価できる．McMurray Test，Apley Test は半月板損傷などで陽性となる．それぞれの詳細な手技については成書を参照されたい．

f）筋　力：変形性膝関節症患者の大腿四頭筋筋力と膝の痛みおよび ADL には相関がある[10]．

バイオデックス® などを用いることで，客観的に筋力を計測することもできるが，高価だったり設置場所が必要だったりするため，実臨床の現場では徒手筋力試験（Manual Muscle Test；MMT）が簡便で最も頻用される筋力評価法である．0〜5の 6 段階で筋力を評価する．それぞれの検者の上肢筋力をもとに評価するため，MMT が 5（Normal）であっても，特にスポーツ復帰を目指す患者では十分な筋力とはいえないことがある．

g）立位，歩行：足を閉じて立ったときに，内反変形では左右の大腿骨内顆同士が離れてみえる．高齢女性では内側型関節症による内反膝をみかけることが多い．反対に外反変形では脛骨内顆同士が離れる．果間距離を測定することで客観的に評価できるが，一般的には X 線画像による大腿脛骨角（femorotibia angle；FTA）が用いられる．

内側型関節症の患者で踵接地直後に膝関節が内反するように動揺することがある（lateral thrust）．また，靱帯損傷，下肢の麻痺や大腿部の筋力低下などにより立脚期に反張膝（back knee）をみることがある．長期の異常歩行は膝関節の負担となり，変形性膝関節症や軟部組織の損傷につながり得るため，歩容の変更などを検討する．

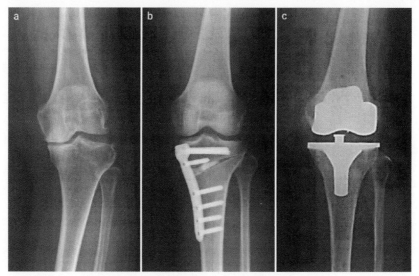

図 4. 変形性膝関節症の X 線所見と手術治療
a：変形性膝関節症（内側関節裂隙の狭小化，骨棘形成，内反のアライメント）
b：高位脛骨骨切り術後
c：人工膝関節全置換術後
（日本リハビリテーション医学会（監）：リハビリテーション医学・医療コアテキスト，p135，図 2-14，医学書院，2018. より）

画像検査その他

　入院時，術前に評価された採血や画像検査などを確認する．循環・呼吸機能評価の多くは安静時の測定であり，実際に運動療法を行う際にはきちんと運動負荷に対する患者の反応を観察する．

　X 線は関節疾患の診断評価に頻用される．骨陰影を描出し，骨とアライメントを評価できる．これらから軟骨組織の状態を推察することも可能である．日本人の変形性膝関節症は内側大腿脛骨関節に主病変を有する内側型が多い．FTA の基準値は 175〜178° とやや外反位であるが，内側型関節症では大きくなり，いわゆる O 脚を呈する（**図4**）．片脚立位膝関節正面像は，荷重時の関節裂隙をみることで関節軟骨の摩耗，内反の増強をみることができる．変形性膝関節症患者の X 線所見と症状，ADL が必ずしも一致しない[10]ことに注意する．軟部組織の評価には MRI が有用である．

おわりに

　膝関節疾患のリハビリテーション診察の概要について述べた．膝関節疾患に限らずリハビリテーション治療においては患部だけではなく，患者を全人的に診察し評価する必要がある．

文 献

1) Komdeur P, et al：Dynamic knee motion in anterior cruciate impairment：a report and case study. *Proc*（Bayl Univ Med Cent），**15**：257-259, 2002.

2) 中村利孝ほか（編）：標準整形外科学，第 10 版，医学書院，2008.
　Summary 医学生だけでなく運動器疾患診療にかかわる医療者に最も支持されている整形外科のテキスト．

3) Schipplein OD, et al：Interaction between active and passive knee stabilizers during level walking. *J Orthop Res*, **9**：113-119, 1991.

4) Lun V, et al：Efficacy of hip strengthening exercises compared with leg strengthening exercises on knee pain, function, and quality of life in patients with knee osteoarthritis. *Clin J Sport Med*, **25**：509-517, 2015.

5) Laughlin MH：Cardiovascular response to exercise. *Am J Physiol*, **277**：S244-259, 1999.
　Summary 運動時の循環応答について数ページにわたってまとめられている．

6) Karaca SÖ, et al：Effects of aerobic exercise on pain sensitivity, heart rate recovery, and health-

related quality of life in patients with chronic musculoskeletal pain. *Int J Rehabil Res*, **40** : 164-170, 2017.

7) Yoshimura N, et al : Risk factors for knee osteoarthritis in Japanese men a case-control study. *Mod Rheumatol*, **16** : 24-29, 2006.

8) Messier SP, et al : Weight Loss Reduces Knee-Joint Loads in Overweight and Obese Older Adults with Knee Osteoarthritis. *Arthritis Rheum*, **52** : 2026-2032, 2005.

9) Abulhasan JF, et al : Anatomy and Physiology of Knee Stability. *J Funct Morphol Kinesiol*, **2** : 34-44, 2017.

10) O'Reilly SC, et al : Quadriceps weakness in knee osteoarthritis : the effect on pain and disability. *Ann Rheum Dis*, **57** : 588-594, 1998.

日常診療で役立つ「足関節ねんざ症候群」の解説書！

足関節ねんざ症候群

―足くびのねんざを正しく理解する書―

編集　**高尾昌人**（重城病院 CARIFAS 足の外科センター所長）

2020 年 2 月発行　B5 判　208 頁　定価（本体価格 5,500 円＋税）

最新の「足関節ねんざ症候群」の知識をわかりやすく整理し、実地医療に重点を置いてまとめた一書！
知識のアップデートに役立つ本書をぜひお手に取りください！

主な目次

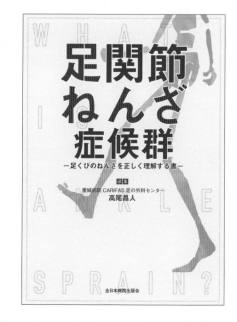

全日本病院出版会　〒113-0033 東京都文京区本郷 3-16-4　Tel：03-5689-5989
www.zenniti.com　　　　　　　　　　　　　　　　　　　Fax：03-5689-8030

MB Med Reha **No.258**：17-22, 2021

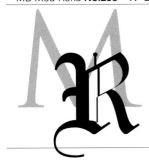

特集／膝関節リハビリテーション診療マニュアル

膝関節リハビリテーション治療の基本手技

大澤竜司[*1]　小川恵理[*2]　飯田将太[*3]　堀内博志[*4]

Abstract　膝関節のリハビリテーション治療としては，疼痛の軽減，関節可動域改善，膝関節の安定性の獲得などが目的となり，そのために運動療法や物理療法が行われる．変形性膝関節症や術後症例においては膝周囲筋，特に大腿四頭筋筋力低下が生じていることが多く，膝関節の安定性の再獲得には膝周囲筋の筋力訓練が重要になる．また，スポーツやオーバーユースによる筋の過緊張が生じている症例ではストレッチやモビライゼーションも重要な手技となる．本稿で紹介した方法は，疾患特有のリハビリテーションにおいても行われる手技であり，セルフエクササイズとしても施行可能な手技も解説した．物理療法としては温熱療法や各種電気刺激法などがあるが，主に疼痛軽減目的に使用されている．しかし，物理療法の臨床的効果には様々な見解があり，症例ごとに適応を判断する必要がある．

Key words　筋力訓練（muscle exercise），可動域訓練（range of motion exercise）ストレッチ（stretch），電気神経刺激（electrical nerve stimulation）

はじめに

膝関節に関する患者の訴えとしては，①疼痛，②腫脹，③可動域（ROM）制限，④不安定性，⑤歩行困難などがある．これらが生じる疾患は多岐にわたり，変形性膝関節症や関節リウマチのような変性疾患，骨折，膝蓋骨脱臼，前十字靱帯損傷，半月損傷などの膝外傷，オーバーユースによる腸脛靱帯炎やジャンパー膝（膝蓋靱帯炎），成長期に起こる Osgood-Schlatter 病などが挙げられる．それぞれの疾患や病状により薬物療法や手術療法が行われるが，リハビリテーション治療はすべての患者が対象となる．今回の特集では疾患ごとのリハビリテーション治療については別稿で詳細に述べられるので，本稿では膝関節のリハビリテーション治療に際して行われる基本手技を説明する．

運動療法

運動療法としてはウォーキングや自転車などの有酸素運動，下肢，特に膝周囲筋力強化訓練および ROM 訓練などが挙げられる．筋力訓練としては，膝伸展機構である大腿四頭筋トレーニング，膝屈曲機構であるハムストリングス増強トレーニングなどがある．変形性膝関節症や術後症例においては膝周囲筋，特に大腿四頭筋に筋力低下が生じていることが多く，膝関節の安定性の再獲得には筋力訓練が重要になる．また，膝の ROM 制限は関節内のみでなく関節外要素も関与する障害で

[*1] Ryuji OSAWA，〒 390-8621　長野県松本市旭 3-1-1　信州大学医学部附属病院リハビリテーション部，理学療法士
[*2] Eri OGAWA，同
[*3] Shota IIDA，同
[*4] Hiroshi HORIUCHI，同病院リハビリテーション科，教授

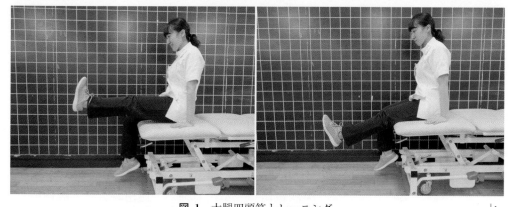

図 1. 大腿四頭筋トレーニング

a|b

椅子などに座り股関節を屈曲させ，座面から大腿後面が離れるようにする(a)．高齢者などで負荷を軽減したい症例では大腿後面が座面から離れないように指導する(b)．

a|b

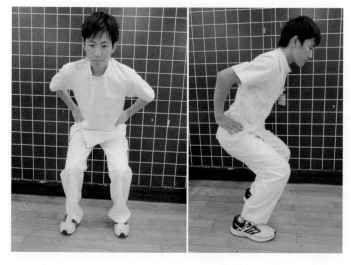

図 2.
スクワット

正面では足部前方足部を含めた下腿が過度な外旋位(toe-out)にならないことや膝外反位(knee-in)にならないように指導する(a)．側面では体幹と下腿軸が平行になる肢位とする(b)．

あり，関節周囲筋および関節包外の過緊張も原因となり得るため[1]ストレッチやモビライゼーションも ROM の改善には有効である．

1. 大腿四頭筋トレーニング(図1)

椅子などに座り，足底が接地した状態から膝をゆっくり伸展し，その状態で5〜10秒静止する．その後，ゆっくり床まで足を降ろし，接地したところで反対側の運動を開始する．これを10〜20回1セットとし繰り返し行う．年齢や筋力，病態により1日の施行回数を設定する．運動効率を向上させるためには，あらかじめ筋力測定を行い0.5〜2 kg程度の重錘負荷をかけると良い．大腿部が椅子面から離れるまで股関節を屈曲(**図1-a**)すれば，大腿四頭筋の訓練効率は上昇するが，腰痛を生じやすくなるので，高齢者の変形性膝関節症などの症例に対しては椅子面から大腿部を離さ

ずにトレーニングするように指導している(**図1-b**)．運動開始時に，患者自身に大腿四頭筋を触れてもらい，筋緊張がかかっていることを認識してもらうとトレーニングの意味を理解しやすい．人工膝関節置換術後に大腿四頭筋筋力が改善すると膝機能が向上することも報告されている[2]．

2. スクワット(図2)

リハビリテーションのみならずスポーツ動作においても基本となる膝関節の closed kinetic chain 動作である．足部を含めた下腿が過度な外旋位(toe-out)にならないことや膝外反位(knee-in)にならないように指導する(**図2-a**)．膝屈曲角度は症例ごとに目標角度を設定し，高齢者では30°程度にとどめておくこともある．屈曲動作に際して足部中央に荷重中心がくるように心がけ，側面では体幹と下腿が平行になるように指導する(**図2-**

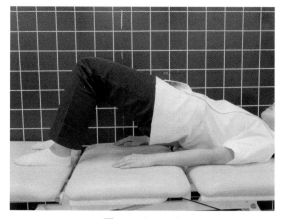

図 3. ブリッジ
背臥位で両膝を立てた状態から殿部の挙上を行い挙上位で10秒静止した後，ゆっくりと床面まで降ろしていく．

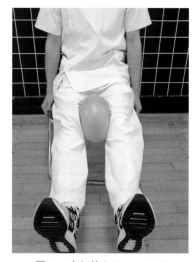

図 4. 内転筋トレーニング
椅子に座りボールを両側の大腿で挟みこんだ状態から両膝の同時伸展を行い，挙上位で 5 秒静止した後，ゆっくりと床面へ降ろしていく．

b）．負荷量を調節する必要がある症例や，転倒防止に留意が必要な症例では手すりなどを握りながらスクワット動作を行うと良い．1 回 10 秒程度かけてゆっくり行う．

3．ブリッジ（図3）

背臥位で両膝を立てた状態から殿部の挙上を行い挙上位で10秒静止した後，ゆっくりと床面まで降ろしていく．10〜20回を 1 セットとして行う．高齢者や殿部・ハムストリングスの筋力低下が著しい患者では両上肢での支えを用いて挙上を行う．また，筋力が良好である患者では腕を組み上肢の支持がない状態で，片脚を挙上したまま対側下肢でブリッジを実施するなど，患者の身体機能に応じた難易度の調整を加え指導する．

4．内転筋トレーニング（図4）

椅子に座りボールを両側の大腿で挟みこんだ状態から両膝の同時伸展を行い，挙上位で 5 秒静止した後，ゆっくりと床面へ降ろしていく．10〜20回を 1 セットとして行う．運動中にボールの位置が落ちない，最終挙上位で両下肢の高さを揃えるなど視覚的フィードバックを患者自身に促しながら指導を行う．

5．ストレッチ

膝関節のリハビリテーションにおけるストレッチの目的は，膝周囲筋の緊張をとり疼痛の軽減やROM の改善をはかることである．腸脛靱帯炎や鵞足炎のみでなく，スポーツ後のセルフケアにも必要な手技である．

1）大腿四頭筋およびハムストリングスのストレッチ（図5）

大腿四頭筋の柔軟性が損なわれると膝蓋靱帯炎の原因になり得る[3]大腿四頭筋の緊張亢進は，股関節が屈曲し床から殿部が浮き上がる尻上がり現象で確認できる．大腿四頭筋，特に大腿直筋の緊張が強い場合は起始部を含めた近位の緊張を緩めてから開始すると良い．ストレッチの際には，股関節は中間位とし踵が殿部に接するようにする（図5-a）．また，セルフエクササイズとしては座面を使用して大腿前面をストレッチする方法（図5-b）などがある．ハムストリングスのストレッチは股関節を屈曲し足関節を背屈しながら行う．椅子などに座って体幹を屈曲させる方法（図5-c）や仰臥位で行う方法がある．

2）腸脛靱帯のストレッチ（図6）

腸脛靱帯は膝関節屈曲初期に大腿骨外上顆の前方から後方へ移動し，伸展動作では逆に後方から前方へ乗り上げることになる．膝関節の屈曲伸展動作が繰り返されると，この現象により腸脛靱帯炎が誘発されることになる．腸脛靱帯に拘縮が存在する場合，ストレッチの対象となるが，その際に Ober Test は腸脛靱帯の拘縮を評価するために有効である．

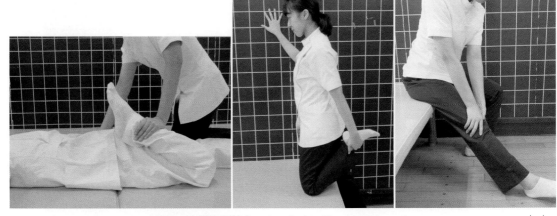

図 5. 大腿四頭筋とハムストリングスのストレッチ　　　　　　　　a | b | c

他動的運動としては，伏臥位で股関節は中間位としてゆっくり膝を屈曲させ踵が殿部に接する
ようにする(a). セルフエクササイズとしては座面を使用して大腿前面をストレッチする方法が
ある(b). ハムストリングスのストレッチは椅子などに座って体幹を屈曲させる方法がある(c).

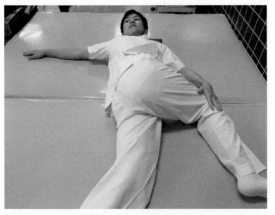

図 6. 腸脛靱帯のストレッチ
仰臥位で股関節を屈曲内転位とし膝に手を置くこ
とで腸脛靱帯をストレッチさせる.

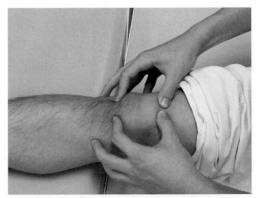

図 7. 膝蓋骨モビライゼーション
膝蓋骨を四方より捉え，上下・左右にゆっく
りと最終可動域まで他動的に水平移動を行う.

6. 膝蓋骨モビライゼーション(図 7)

　長座位，膝伸展位で膝蓋骨を四方より捉え，上
下・左右にゆっくりと最終可動域まで他動的に水
平移動を行う. 膝屈曲拘縮を生じている患者で
は，膝下にクッションを入れ下肢が弛緩した状態
を維持できるよう配慮する. 患側では可動性が低
下し，膝蓋骨を正確に把持することが困難な患者
も多い. こうした症例では，健側で膝蓋骨の形状
を説明しながら療法士が一緒にモビライゼーショ
ンを実施すると動きのイメージが得られ，患側で
も患者自身で行えるようになる.

7. 関節可動域訓練(図 8)

　自動運動としては椅子に座った状態で自重によ

り屈曲角度を改善する方法がある. その際，対側
の足部を患側の足背において屈曲方向へ負荷をか
けると効果的である. また，タオルなどを足関節
に掛け，疼痛に応じて屈曲させる方法もある. 他
動運動の際には，膝周囲筋の緊張を解してから股
関節を屈曲しつつ膝屈曲角度を増していき，過度
な疼痛を与えないことが重要である.

8. Continuous Passive Motion(CPM)(図 9)

　Salter が開発した CPM は膝関節周囲の収縮を
伴わない屈曲・伸展運動が可能な器具である[4].
膝関節術後や関節拘縮症例に対し低角速度で持続
他動運動を行うことで膝 ROM の改善をはかる.
屈曲角度が設定できるので，症例ごとに疼痛の生

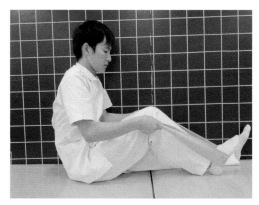

図 8. 関節可動域訓練
タオルなどを足関節に掛け，疼痛に応じて屈曲させる方法で，術後にも用いられる．

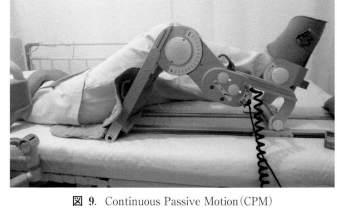

図 9. Continuous Passive Motion（CPM）
膝関節術後や関節拘縮症例に低角速度で持続他動運動を行い膝関節可動域の改善をはかる方法である．

じない角度設定を行う．入院患者であれば，1〜2回/日，1回30分〜1時間程度行うと良い．しかし，CPMを膝関節手術後の他動的ROM訓練目的に使用しても，効果は限局的であるとの見解もある．

物理療法

膝関節に対する物理療法としては，温熱療法（ホットパック，赤外線，超音波），冷却療法（アイスパック，氷枕），電気刺激療法や超音波刺激治療などがある．温熱療法は臨床の場で行われる理学療法であるが，膝関節痛への明確な効果は示されていない．一方，冷却療法は外傷後や術後，スポーツ後などに行うが，皮下組織の温度を下げる効果があるとの報告がある．電気刺激療法としては経皮的電気神経刺激（transcutaneous electrical nerve stimulation）（図 10）や神経筋電気刺激療法（neuromascular electrical therapy）などが膝痛の緩和や膝周囲筋力増強目的で行われる．しかし，これらの電気刺激療法の効果については一定の見解が得られておらず[5][6]，適応を選んで行う必要がある．

まとめ

膝関節に対するリハビリテーション治療の基本的な手技について説明した．疼痛とROMの改善が患者が望むゴールであるが，トレーニング中に疼痛を感じさせないような配慮や転倒防止などに

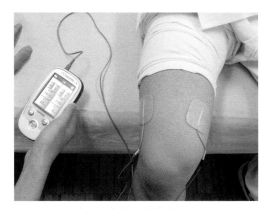

図 10. 経皮的電気神経刺激（transcutaneous electrical nerve stimulation）
疼痛や筋力増強目的などに行われる．電気刺激を調節しながら治療する必要がある．

ついても留意する必要がある．受診時のみの訓練では症状の改善や術後の回復は困難であり，セルフエクササイズを含めた指導が重要である[7]．今後はCOVID-19感染症予防の観点からtele-rehaや動画での指導などを積極的に導入していくことが望まれている．

文 献

1) 嶋田智明ほか：関節可動域制限の評価のポイント．嶋田智明ほか（編），関節可動制限—発展途上の理学療法—その可能性，pp. 48-95，文光堂，2009.

2) Petterson SC, et al：Improved function from progressive strengthening interventions after total knee arthroplasty：a randomized clinical trial with an imbedded prospective cohort. *Art-*

hritis Rheum, **61**：174-183, 2009.

3) Witvrouw E, et al：Intrinsic risk factors for the development of patellar tendinitis in an athletic population. A two-year prospective study. *Am J Sports Med*, **29**：190-195, 2001.
   Summary 運動選手において大腿四頭筋やハムストリングスの柔軟性が損なわれると，膝蓋腱炎が発症しやすいことが示された．

4) Salter RB, et al：Clinical application of basic research on continuous passive motion for disorders and injuries of synovial joints：a preliminary report of a feasibility study. *J Orthop Res*, **1**：325-342, 1984.
   Summary CPM は臨床応用においても疼痛を軽減しつつ関節可動域の獲得ができることが報告された．

5) Zeng C, et al：Electrical stimulation for pain relief in knee osteoarthritis：systematic review and network meta-analysis. *Osteoarthritis Cartilage*, **23**：189-202, 2015.

6) Son SJ, et al：Efficacy of Sensory Transcutaneous Electrical Nerve Stimulation on Perceived Pain and Gait Patterns in Individuals With Experimental Knee Pain. *Arch Phys Med Rehabil*. **98**：25-35, 2017.

7) 松井克明ほか：変形性膝関節症に対するセルフエクササイズ．理学療法，**25**：1052-1058，2008.

MB Med Reha **No.258**：**23-29, 2021**

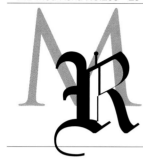

特集／膝関節リハビリテーション診療マニュアル

膝伸展機構障害に対するリハビリテーション治療

新井祐志[*1]　中川周士[*2]　三上靖夫[*3]

Abstract　膝伸展機構障害は主に成長期のスポーツ活動に起因する膝蓋骨や膝蓋腱周辺に疼痛を生じるスポーツ障害である．成長期の四肢の軟部組織の柔軟性低下に加えて，活発なスポーツ活動で引き起こされる．代表的な障害として Osgood-Schlatter 病，Sinding-Larsen-Johansson 病，有痛性分裂膝蓋骨がある．骨端線が閉鎖してもジャンプ動作などを繰り返すと膝蓋腱炎が生じる．治療として保存療法が第一選択であり，リハビリテーション治療の位置づけは大きい．疼痛の強い時期には膝に大きな負担がかかるジャンプ動作などを避け，ストレッチングや筋力強化訓練などを段階的に行っていく．筋力強化として大腿四頭筋の遠心性収縮運動が有効である．柔軟性や下肢筋力が十分となれば，ジャンプやダッシュ動作などを行う．ジャンプ動作では着地の際の矢状面や冠状面での下肢アライメントに注意を要する．症状が消失してもストレッチングなどを継続し，再発予防を心がけることが重要である．

Key words　膝伸展機構(knee extensor mechanism)，大腿四頭筋(quadriceps)，膝蓋腱(patellar tendon)，ストレッチング(stretching)，遠心性筋収縮運動(eccentric exercise)

はじめに

　膝伸展機構障害は主に成長期のスポーツ活動に起因する膝蓋骨や膝蓋腱周辺に疼痛を生じるスポーツ障害の1つである．成長期には四肢の軟部組織の柔軟性が低下することに加えて，活発なスポーツ活動によるオーバーユースで引き起こされる．成長期の代表的な膝伸展機構障害として Osgood-Schlatter 病，Sinding-Larsen-Johansson 病，有痛性分裂膝蓋骨が挙げられる．骨端線が閉鎖してもジャンプ動作などの繰り返しは狭義のジャンパー膝である膝蓋腱炎の原因となる．膝伸展機構障害に対して障害の原因および重症度に応じて適切なリハビリテーション治療を行うこと

が，早期のスポーツ復帰につながる．本稿では膝伸展機構の構造，代表的疾患，リハビリテーション治療の実際の進め方を中心に概説する．

膝伸展機構の構造

　膝伸展機構は近位から大腿四頭筋，膝蓋骨，膝蓋腱，脛骨結節から構成され，大腿四頭筋の筋収縮によって膝関節を伸展させる(**図1**)．大腿四頭筋のうち大腿直筋および中間広筋の線維は膝蓋骨上極に垂直に付着する．一方，内側広筋および外側広筋はそれぞれ斜めに付着する．大腿四頭筋腱は膝蓋骨前面に広がる腱膜を介して膝蓋腱とも連続している．膝蓋腱は脛骨結節に付着する．間に介在する膝蓋骨の最も重要な機能は伸展機構のレ

[*1] Yuji ARAI，〒 602-8566 京都府京都市上京区河原町広小路上る梶井町 465　京都府立医科大学大学院スポーツ・障がい者スポーツ医学，准教授
[*2] Shuji NAKAGAWA，同，講師
[*3] Yasuo MIKAMI，同大学大学院リハビリテーション医学，教授

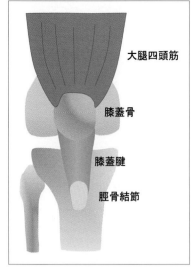

図 1. 膝伸展機構
膝伸展機構は大腿四頭筋，膝蓋骨，膝蓋腱
から構成され,膝蓋腱は脛骨結節に停止する.

（図中ラベル：大腿四頭筋，膝蓋骨，膝蓋腱，脛骨結節）

バーアームを増加させることで，大腿四頭筋の出
力の効率を上げることである．膝蓋骨には厚みが
あるため，膝蓋腱が膝関節の伸展屈曲に伴って大
腿骨と脛骨の接点から離れ，膝蓋腱のモーメント
アームが増加する．さらに膝蓋骨は大腿四頭筋か
ら分岐した力を 1 方向に集中させる機能も備えて
いる．

膝伸展機構障害の代表的疾患

　成長期のスポーツ活動において膝伸展機構障害
が生じやすい．成長期の小中学生において骨と筋
の成長速度の違いによって大腿四頭筋の柔軟性が

低下していることがある．大腿四頭筋の短縮があ
ると伏臥位で膝関節を屈曲させた際に股関節が屈
曲し床から殿部が持ち上がる(尻上がり現象)．同
様にハムストリングの柔軟性が低下していること
も多い.

1．Osgood-Schlatter 病
1）病　態

　1903 年に Osgood と Schlatter によって報告さ
れた疾患である[1)2)]．発育期である 10～15 歳の小
中学生にかけて生じる代表的なスポーツ障害であ
る．男児に多いが，女児では男児よりも 1～2 歳低
年齢で発症する．ランニング，ジャンプ動作など
による膝関節の伸展動作で膝蓋腱停止部に牽引力
がかかることによって発生する骨端症の 1 つであ
る．通常の成長では 10～11 歳から脛骨結節の骨化
核が出現し，13～15 歳に脛骨近位の骨端核と癒合
する(**図 2**)．しかしこの間に力学的に脆弱な脛骨
結節に反復して牽引力がかかることが発症の要因
と考えられている．

2）症　状

　脛骨結節に圧痛や運動時痛，熱感，腫脹を認め
る．膝関節自動伸展時に用手的に抵抗を加えると
疼痛が誘発される．骨性隆起を生じ，正座やひざ
まずき動作時に疼痛を訴えることもある．成長終
了後でも脛骨結節に骨片が残存し，疼痛を生じる
ことがある．

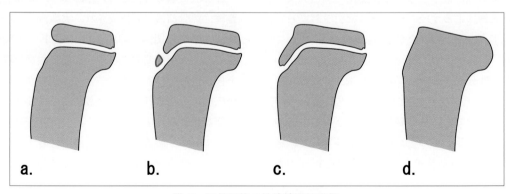

a.　　　　**b.**　　　　**c.**　　　　**d.**

図 2. 脛骨近位の骨端線閉鎖過程
成長段階は，脛骨粗面に二次骨化中心が出現していない cartilaginous stage(a)，二次骨化中心の
出現した apophyseal stage(b)，二次骨化中心が脛骨の骨端と癒合し舌状結節を形成した epiphy-
seal stage(c)，骨端軟骨板が閉鎖した bony stage(d)の 4 つの stage に分類される.

3）画像所見

単純 X 線では異常がみられないこともあるが，脛骨結節の骨化核の不整像，隆起像，分離像などがみられる．骨癒合しなかった場合に，遊離像として遺残することがある．

MRI では周囲の膝蓋腱炎や滑液包炎の併発がみられることがある．

4）治　療

保存療法が基本となり，ほとんどの症例で有効である．脛骨結節の腫脹および疼痛が著しい急性の炎症反応がみられる場合にはスポーツの休止とアイシング，消炎鎮痛剤を使用する[3]．安静を目的としたギプス固定や局所のステロイド注射は，なるべく行わない．下肢の柔軟性低下による膝関節への過度な負荷が発症に関与しているため，膝関節だけでなく，股関節および足関節の柔軟運動も行う．スクワットやジャンプなどを正しい姿勢で行えるように訓練する．水泳や自転車のような膝関節に衝撃が加わらない運動が心肺機能の維持のために重要である[4]．装具療法としてサポーターやバンドがあり，脛骨結節に加わる応力を分散させる効果がある（**図3**）．骨端線が閉鎖した症例で骨片（ossicle）を形成し，周囲の炎症による疼痛を生じるようであれば骨片摘出術が有効である[5]．

2．Sinding-Larsen-Johansson 病
1）病　態

Sinding-Larsen-Johansson 病は，1921 年にSinging-Larsen が，1922 年に Johansson が若年者の膝蓋骨下極の疼痛と単純 X 線での不規則な硬化像や石灰化像などを呈する疾患と報告した．好発は 10〜15 歳の小中学生であるが，Osgood-Schlatter 病に比べて頻度は低いとされている．成長期の膝伸展機構の過緊張状態において，大腿四頭筋による反復した牽引刺激が加わることで生じる疾患と考えられている．鑑別診断として小児に外傷によって生じる sleeve fracture や膝蓋腱炎などが挙げられる．

2）症　状

膝蓋骨下極に限局した疼痛，圧痛，腫脹，熱感

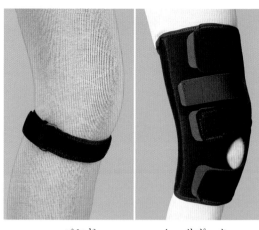
a．バンド　　　　b．サポーター
図 3．Osgood-Schlatter 病に対する装具療法
大腿四頭筋から脛骨結節に伝わる牽引力を分散させる効果がある．

などを生じる．運動時やジャンプ動作などで疼痛が誘発される．

3）画像所見

単純 X 線像で，膝蓋骨下極の不整像，石灰化像，骨化像を認める（**図4**）．ほとんどの病変は癒合することが多い．

4）治　療

Osgood-Schlatter 病と同様に保存療法が原則である．炎症や症状の強さによってスポーツ活動の中止や安静を指示する．症状の強さは Osgood-Schlatter 病よりも軽微で，予後良好な疾患である．

3．有痛性分裂膝蓋骨
1）病　態

分裂膝蓋骨は膝伸展機構の副骨化核への緊張増加により，膝蓋骨の骨化異常が起こり生じる．外側広筋による膝蓋骨上外側への過度の牽引力，膝蓋軟骨上外側への過度の圧迫力や分裂部の異常可動性などが疼痛の原因とされ，疼痛を伴うものが有痛性分裂膝蓋骨である．

2）症　状

ほとんどが無症状である．スポーツ活動によるオーバーユースや外傷を契機として有痛性となり膝関節障害をきたすことがある．膝関節の深屈曲動作やジャンプ，着地動作によって分離部の疼痛を自覚する．

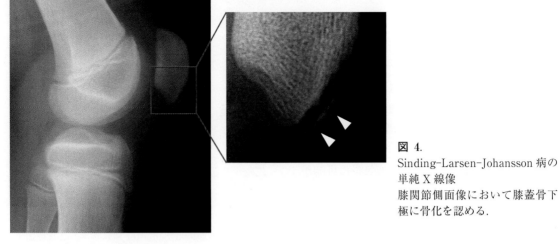

図 4.
Sinding-Larsen-Johansson 病の
単純 X 線像
膝関節側面像において膝蓋骨下
極に骨化を認める.

図 5. Saupe 分類
a：Ⅰ型，b：Ⅱ型，c：Ⅲ型

3）画像所見

単純 X 線の Saupe による分類が用いられる（**図5**）.

4）治療

膝伸展機構の過緊張を軽減させるためのストレッチングなどを行う. 保存療法に抵抗する例に対して骨片が小さい場合には分裂骨摘出術や外側膝蓋支帯切離術，外側広筋剥離術などを行う[6]. 骨端線閉鎖前で分裂骨が比較的大きい場合には分離部の骨接合を行うこともある.

4. 膝蓋腱炎

1）病態

膝蓋腱炎はジャンプ動作やランニング動作などのスポーツ活動の繰り返しによるオーバーユースが原因で生じる. 腱骨付着部あるいは腱実質の微小な断裂や損傷を生じ，運動時の膝前面痛を呈する疾患である. 膝蓋腱の炎症によって競技中のアスリートに強い疼痛や機能低下が生じる. 近年，明らかにされているリスク因子として大腿四頭筋の筋力低下，不適切なトレーニング負荷や時間，膝蓋骨低位などがある. 伸展機構のレバーアームの支点となる膝蓋骨の下端に過度なストレスが集中しやすく，膝蓋骨下端の膝蓋腱付着部に炎症が生じやすい[7].

2）症状

膝蓋骨下縁や膝蓋腱周囲の圧痛や動作時痛がある. 時に腫脹を認める.

3）画像所見

単純 X 線では腱付着部の骨変化や膝蓋腱に一致して石灰化を認めることがある. MRI では膝蓋腱の付着部から実質にかけて肥厚するが，変性が進むと T_2 強調像で腱内部の高信号を認める.

4）治療

保存療法が有効である. 症状が強い場合には膝関節の安静と運動前の大腿四頭筋のストレッチングや運動後のアイシングを十分に行う. 大腿四頭

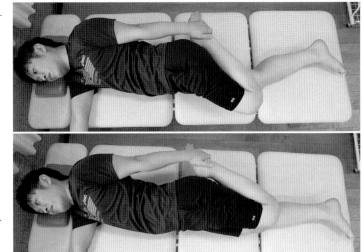

図 6.
側臥位での大腿四頭筋のストレッチ
　a：股関節軽度屈曲位でのストレッチ
　b：股関節伸展位でのストレッチ

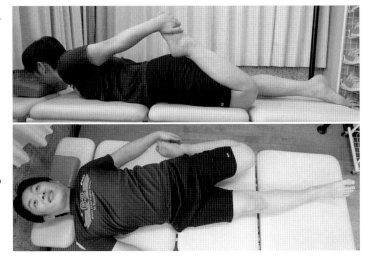

図 7.
仰臥位および腹臥位での大腿四頭筋の
ストレッチ
　a：腹臥位でのストレッチ
　b：仰臥位でのストレッチ

筋の筋力増強が長期的な疼痛改善に有効であることが明らかにされている．筋力訓練方法として従来行われている遠心性筋収縮運動がリハビリテーション治療として有効である[8]．近年，等尺性筋収縮運動も疼痛や機能の改善効果をもたらすと期待されている．慢性例に対して海外では物理療法として体外衝撃波治療や超音波治療が報告されている[9]．

リハビリテーションの実際

　膝に大きな負担がかかるジャンプ動作，ダッシュ動作を避け，ストレッチングや筋力強化訓練などを段階的に行っていく[10]．

1．安静が必要な場合（安静期）

　スポーツ活動を一時休止し，負担の大きな動作を避けて膝関節の安静をはかる．特に疼痛の生じ

る動作を行わないように心がける．炎症が強い場合にはアイシングを行う．伸展機構への負担を軽減させるため，膝関節周囲に存在する大腿四頭筋およびハムストリングの柔軟性を獲得させるためのストレッチングを行う．ストレッチングでは筋肉を伸長した状態で30秒程度静止姿勢を保持するスタティックストレッチングが柔軟性を高めるのに有効である．大腿四頭筋のストレッチングで疼痛が強い場合には側臥位で行う．股関節を軽度屈曲位で膝関節を他動的に屈曲させることで大腿四頭筋遠位のストレッチングが可能である（**図6-a**）．症状が改善傾向であれば同様に側臥位で，股関節を伸展させた状態での膝関節屈曲位によるストレッチングに移行する（**図6-b**）．ハムストリングの伸張が十分でない場合には膝関節痛の原因となるため，同様にストレッチングを行う．膝蓋骨

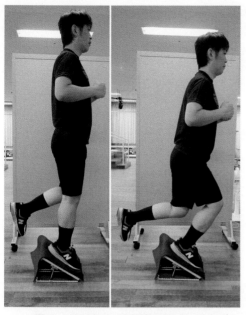

図 8. 斜面台での四頭筋スクワット　a｜b
　　　a：スクワット開始姿勢
　　　b：スクワット終了姿勢

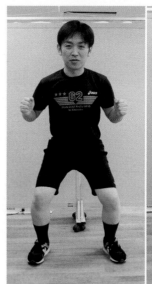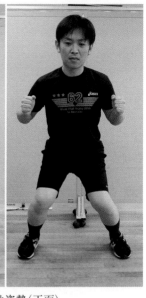

a｜b　　図 9. 着地姿勢(正面)
　　　a：正しい着地姿勢. 下肢を neutral
　　　　　position に保つ.
　　　b：下肢内反位の着地姿勢. 膝蓋腱
　　　　　内側に負荷がかかりやすい.

の可動性が悪い場合には膝蓋骨周囲のモビライ
ゼーションを行い，膝関節の伸展屈曲における膝
蓋骨の柔軟性を獲得する. 膝関節への過度な負担
を避けるために，膝関節周囲だけでなく股関節あ
るいは足関節周囲筋の柔軟性も高める. ストレッ
チング時の疼痛が改善傾向であれば，さらに効果
の高いストレッチング方法に移行する. 仰臥位あ
るいは伏臥位での大腿四頭筋のストレッチングを
行う(図7). 筋力強化訓練として等尺性運動から
開始し，抵抗運動まで進めていく.

2．競技復帰へ向けたリハビリテーション

　安静期と同様に膝関節を含めた体幹，股関節，
足関節を含めた柔軟性を高める. 筋力強化訓練と
してスクワット動作などを慎重に行っていく. 特
に遠心性筋収縮運動は炎症期を過ぎた腱炎に対す
る運動療法として有効であることが証明されてい
る. スクワット動作は立位からしゃがみ動作を行
う際に大腿四頭筋の遠心性筋収縮運動(筋が収縮
しながら伸長される運動)を生じる. 前方に25°傾
斜した板の上でのスクワット動作が大腿四頭筋へ
の負荷が増加し，有効である[11](図8). 多くのト
レーニング方法として VAS が 5 以下の疼痛の範
囲内で 1 セット 15 回×3 セットで 4〜24 週間を施
行している. 等尺性筋収縮運動は遠心性筋収縮運

動よりも短期間の痛みの緩和に適しているとさ
れ，等尺性運動を 1 回行うと疼痛緩和効果が約 45
分間持続する報告もある[12]. 筋収縮運動に関して
は正しい動作を獲得し，強い疼痛が生じない程度
に行うことが重要である. 疼痛なく動作を行えて
おり，下肢筋力および柔軟性が十分であれば，
ジャンプ動作，ダッシュ動作などを行う. ジャン
プ動作では着地に際しての下肢アライメントに注
意する. 着地動作で下肢が外反位となるような姿
勢では，膝蓋腱の内側に過度なストレスが加わる
ため，伸展機構障害の再発を避けるために下肢の
内反や外反位にならないように neutral position
での着地姿勢を習得させる(図9). また下肢の
sagittal アライメントにも注意する. 着地動作の
際に股関節の屈曲が浅く，膝関節の屈曲が深い場
合には後方重心となる(図10-b). この姿勢では膝
関節に負担が大きくなるため，膝関節だけでなく
股関節の屈曲動作にも注意して正しい位置での重
心点を維持する(図10-a). また，足関節の柔軟性
が低下している場合には下腿三頭筋のタイトネス
のために十分足関節の背屈ができずに後方重心の
原因となることにも注意する. 疼痛の増悪に注意
しながらトレーニングを行う. 伸展機構の圧痛や

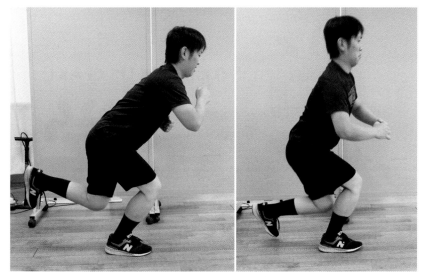

a｜b

図 10. 着地姿勢（側面）
a：正しい着地姿勢. 股関節および膝関節の屈曲角度が十分得られている.
b：後方重心の着地姿勢. 股関節の屈曲角度が浅く，膝関節への負荷が大き
くなりやすい.

動作時痛が消失し，ダッシュ動作などで疼痛が生じなければ競技復帰を許可する.

3. 再発予防に向けて

下肢および体幹のストレッチングを，疼痛に注意しながら継続的に行う. 運動前のウォーミングアップおよびクールダウンを適切に行っていく. アイシングも適宜併用する.

まとめ

膝伸展機構障害は成長期に生じることが多いが，骨端線閉鎖後もオーバーユースによって生じることもある. 障害によって好発年齢や予後などの特徴が異なるが，治療に際しては保存療法が基本となる. 病状に応じたリハビリテーション治療を行い，早期のスポーツ復帰を目指すとともに，再発予防を心がけることが重要である.

文 献

1）Osgood RB：Lesions of the tibial tubercle occurring during adolescence. *Boston Med Surg J*, **148**：114-117, 1903.
2）Schlatter C：Verletzungen des schnabelforminogen fortsatzes der oberen tibiaepiphyse. *Beitre Klin Chir Tubing*, **38**：874-878, 1903.
3）Vaishya R, et al：Apophysitis of the Tibial tuberosity（Osgood-Schlatter disease）：a review. *Cureus*, **8**：e780, 2016.
4）Circi E, et al：Results of arthroscopic treatment in unresolved Osgood-Schlatter disease in athletes. *Int Orthop*, **41**：351-356, 2017.
5）Flowers MJ, et al：Tibial Tuberosity exicision for symptomatic Osgood-Schlatter disease. *J Pediatr Orthop*, **15**：292-297, 1995.
6）櫻木竜一ほか：有痛性分裂膝蓋骨に対する骨接合術の臨床成績，*JOSKAS*, **37**：152-153, 2012.
7）原 邦夫ほか：バスケットボールに特徴的なスポーツ障害・外傷の治療とスポーツ復帰プログラム，整形外科，**58**：1014-1024, 2007.
8）Jonsson P, Alfredson H：Superior results with eccentric compared to concentric quadriceps training in patients with jumper's knee：A prospective randomised study. *Br J Sports Med*, **39**：847-850, 2005.
9）Wang CJ, et al：Extracorporeal shockwave for chronic patellar tendinopathy. *Am J Sports Med*, **35**：972-978, 2007.
10）吉田昌平ほか：難治性のジャンパー膝に対するエクササイズ，臨スポ，**31**（臨増）：270-279, 2014.
11）Purdam CR, et al：A pilot study of the eccentric decline squat in the management of painful chronic patellar tendinopathy. *Br J Sports Med*, **38**：395-397, 2004.
12）Rio E, et al：Isometric exercise induces analgesia and reduces inhibition in patellar tendinopathy. *Br J Sports Med*, **49**：1277-1283, 2015.

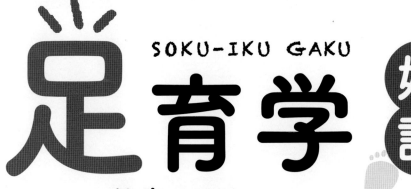

SOKU-IKU GAKU

足育学

好評

外来でみる
フットケア・フットヘルスウェア

編集：**高山かおる**　埼玉県済生会川口総合病院 主任部長
一般社団法人足育研究会 代表理事

2019 年 2 月発行　B5 判　274 頁　定価（本体価格 7,000 円＋税）

治療から運動による予防まで
あらゆる角度から「足」を学べる足診療の決定版！

解剖や病理、検査、治療だけでなく、日々のケアや爪の手入れ、
運動、靴の選択など知っておきたいすべての足の知識が網羅されています。
皮膚科、整形外科、血管外科・リンパ外科・再建外科などの**医師**や**看護師**、
理学療法士、**血管診療技師**、さらには**健康運動指導士**や**靴店マイスター**など、
多職種な豪華執筆陣が丁寧に解説！
初学者から専門医師まで、とことん「足」を学べる一冊です。

CONTENTS

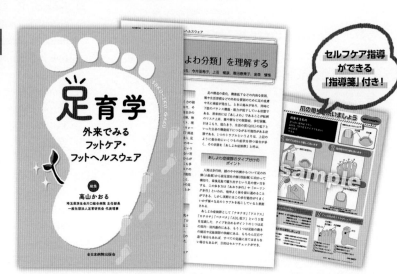

セルフケア指導
ができる
「指導箋」付き！

全日本病院出版会　〒113-0033 東京都文京区本郷 3-16-4　Tel：03-5689-5989
www.zenniti.com　Fax：03-5689-8030

MB Med Reha **No.258**：31-37, 2021

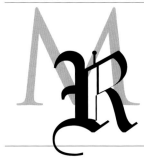

膝前十字靱帯再建術における
リハビリテーション治療

木村由佳*1　石橋恭之*2　津田英一*3

Abstract　膝前十字靱帯（ACL）損傷治療の第一選択として，ACL 再建術が広く行われている．近年では基礎的，臨床的研究の進歩や手術機械の開発により，手術方法には種々の改良が加えられ，正常膝に近似した関節キネマティクスが得られるようになった．術後の臨床成績向上のためには，リハビリテーション治療は有用であると考えられ，そのプログラムにも様々な改良が行われてきた．しかしながら，スポーツ復帰の指標は明らかになっておらず，受傷前のスポーツパフォーマンスに到達できるのは一部に限られる，さらに術後の再断裂は高率であるといった問題点もある．本稿では ACL 再建術における術前からスポーツ復帰までのリハビリテーション治療について，改訂第 3 版となる ACL 損傷診療ガイドライン 2019 の内容を含めて解説し，さらに当科で行っているリハビリテーションプログラムと再受傷予防に向けた取り組みについて述べる．

Key words　膝前十字靱帯（anterior cruciate ligament；ACL），前十字靱帯再建術（anterior cruciate ligament reconstruction），スポーツ復帰（return to sports），再損傷（secondary ACL injury）

はじめに

膝前十字靱帯（ACL）は大腿骨外側顆の内側壁後方から脛骨顆間隆起前方に走行する靱帯で，脛骨の前方方向への運動を制動している．下腿の回旋や膝内外反に対しても二次的に制動しており，膝関節の安定性に重要な役割を担っている．ACL損傷はその多くがスポーツ活動中に発生する．ACL は自然治癒能に乏しく，ACL 損傷を放置すると不安定性が残存し，半月板損傷の頻度が高まる．このことから改訂第 3 版となる ACL 損傷診療ガイドライン 2019[1]（以下，ガイドライン）では保存療法は行わず，若年で活動性が高い症例には受傷後早期（3～6 か月以内）に再建を行うことが推奨されている［clinical question；CQ1，2，4］．手術後には多くの患者がスポーツ復帰を希望する

ことから，受傷前のスポーツレベルやパフォーマンスを再獲得することが，ACL 再建術に期待されるゴールである．近年の解剖学的再建術では，手術手技の改良により正常膝関節に近似した膝関節の安定性が得られるようになった．しかし，"動的" な安定性は手術のみで再獲得することは難しく，リハビリテーション治療によりこれを回復することは，ACL 再建術後の臨床成績向上に重要である．また，術後のスポーツ復帰に関する基準は未だ確立されておらず，術後の再建靱帯損傷と対側損傷を含めた再損傷は依然として高率であるといった課題も残されている．本稿では ACL 再建術における術前からスポーツ復帰までのリハビリテーション治療について，ガイドラインの内容を含めて解説し，さらに当科で行っているリハビリテーションプログラムと再受傷予防に向けた取り

*1 Yuka KIMURA，〒 036-8562 青森県弘前市在府町 5　弘前大学大学院医学研究科整形外科学講座，講師
*2 Yasuyuki ISHIBASHI，同講座，教授
*3 Eiichi TSUDA，同大学大学院医学研究科リハビリテーション医学講座，教授

組みについて述べる．なお，CQ はガイドラインでの clinical question，BQ は background question を示す．

受傷状況と危険因子の評価

ACL 損傷の大部分はスポーツ活動中に受傷し，競技種目としてはバスケットボール，バレーボール，サッカー，スキー，バドミントン，柔道，ラグビーなどで多くみられる．受傷機転としては接触型と非接触型損傷に分けられ，その70%以上は非接触型損傷であるとされている．非接触型損傷は，ジャンプの着地やターン，急停止時に生じることが多く［BQ2］，受傷時には急激な膝外反と内旋，脛骨前方移動が生じ，股関節は内旋位で固定されているという受傷メカニズムが示されている[2)3)]．

ACL 損傷では性別や解剖学的因子といった内因性の危険因子［BQ1］と環境や用具などの外因性因子といった複数の危険因子に受傷機会が加わり発生するとされている．女性のほうが男性に比較して2〜4倍 ACL 損傷の発生が多いことから，女性であることは危険因子である．解剖学的因子として，脛骨外側関節面の後方傾斜の増大や顆間窩幅が小さいことが挙げられている．その他，神経筋因子や遺伝的因子，ACL 損傷の家族歴などの関連性が考えられている．術前に，受傷時の状況を患者と共有し，個々の危険因子を評価しておくことは，リハビリテーションの流れを理解し，スポーツ復帰や再損傷予防を進めるために重要である．

術前リハビリテーション

ガイドラインでは，『ACL 損傷に対し術前リハビリテーションは必要か』，という CQ に対し，「術前の膝機能が有意に改善することから，術前リハビリテーションを行うことを提案する」とされている［CQ15］．術前リハビリテーションを施行した群では，リハビリテーション前後で，リハビリテーションをしなかった群に比較して膝関節機能が，より改善していたと報告されている[4)]．術前の可動域制限は術後の可動域制限の原因となるとされており，半月板のロッキングなどがなければ，受傷後早期から可動域訓練を行うことが望ましい．術前待機期間が長いと術前の膝伸展，屈曲筋力は低下し，術後の筋力にも影響を与える可能性があることから，術前の筋力維持のためのリハビリテーションは重要である．術前リハビリテーションの必要性を示す直接の報告はなく，エビデンスは低いものの，術前リハビリテーションにより膝周囲筋力が改善し，術後成績の向上に寄与することが考えられている．

当科では，術前リハビリテーションとして，受傷後早期からパテラセッティングや下肢伸展挙上訓練といった大腿四頭筋トレーニングを行っている．さらに下肢の血流促進，血栓予防のためのカーフパンピングも指導する．膝崩れにより半月板損傷や軟骨損傷をきたすため，基本的に手術までの待機期間中のジャンプ着地やピボッティングを伴うスポーツ活動は推奨しない．また再受傷予防のために受傷状況や損傷の要因を患者と共有し，ACL 損傷をきたす危険肢位（膝外反，過伸展，後方重心）について十分説明する．不良動作に関しては術前から修正を試みる．

術後のリハビリテーション

ACL 再建術後の成績向上のためには，術後のリハビリテーションは有用である［CQ16］．積極的にリハビリテーションを行った群では，通常のリハビリテーションを行った群よりも術後成績は良好であることが報告されている．また，リハビリテーションプログラムの差は術後成績に影響することが示されている．術後の装具に関しては疼痛，可動域，安定性，再受傷予防に影響を与えないとされ，エビデンスは明らかでない［BQ19］．しかしながら，装具の使用に関しては心理的および教育的効果も有していると考え，当科では術後1週間はニーブレースを装着し，その後は軟性膝装具を装着している．

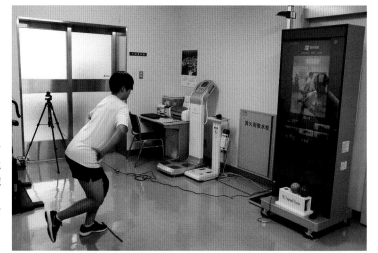

図 1.
デジタルミラーを用いた動作の確認
正面と側面の2方向から撮影・記録する．その場で再生し，健側や患側の比較，指導前後の比較が可能であり，映像を解説することで動作の肢位や姿勢を視覚的にフィードバックすることが可能である．

a | b

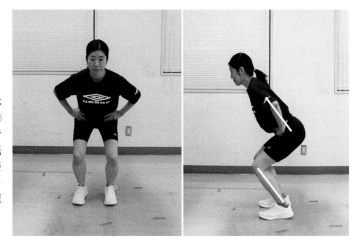

図 2.
両脚スクワット
冠状面(a)では，① 顔は前に向く，② 身体が左右に傾かない，③ 骨盤が傾かない，④ つま先と膝が同じ方向を向く，矢状面(b)では，⑤ 骨盤が前傾している，⑥ 体幹と下腿の前傾角度が平行である，⑦ 足底全面が接地している，さらに ⑧ 全体を通してスムースにスクワット動作が行えていることを確認する．

当科ではこれまで，術後経過観察期間に沿ってリハビリテーションを進めていたが，再損傷が高率であったため[5]，プログラムを再考した．段階的に動作を評価・改善することで，危険肢位を回避し再損傷を低減できるのではないかと考えている．術後リハビリテーションを5つのステージに分割し，各ステージには具体的な到達基準を設定している[6)7)]．次のステージに進むためには，動作の評価を含めた複数の項目でスコアリングし，到達基準に達していることを条件とする．各ステージでの動作の評価にはデジタルミラー(PN-S3019030，パナソニック社)を使用し，2方向から撮影・記録する．その場で再生し，健側や患側の比較，指導前後の比較が可能であり，映像解説することで動作の肢位や姿勢を視覚的にフィードバックすることが可能である(**図1**)．患者自身が客観的に動作をみることができ，指導内容の理解

も深まるものと考えられる．到達できなかった項目があれば，再度指導を行い，後日再評価を行う．

1．ステージ1

術翌日より疼痛に応じて荷重歩行を許可し，可動域訓練は術後3日目から疼痛に応じて行う．術後2週以内にはパテラセッティングや下肢伸展挙上訓練といった四頭筋訓練，股関節周囲筋の筋力訓練を開始し，体幹や上肢の筋力訓練を積極的に行わせる．術後早期に膝関節完全伸展の獲得を目指す．術後10日前後の退院時の達成基準は，① 膝の完全伸展，② 膝屈曲90〜120°の獲得，③ 下肢伸展挙上(SLR)の獲得，④ 片松葉杖歩行が可能なことである．また，両脚スクワット(**図2**)，両脚カーフレイズが推奨される動作で可能であることを評価する．また再受傷予防のためにバランス機能の向上は重要と考えられ，バランスディスク上でのトレーニングも行っている．両脚立位，両

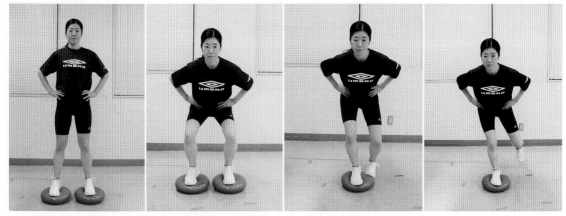

図 3. バランスディスク上でのトレーニング　　　　　　a|b|c|d

両脚立位(a), 両脚スクワット(b), スプリットスクワット(c), 片脚スクワット(d).
両脚でディスクに乗り，軽く膝を曲げた状態から開始する．安定してできるように
なれば両脚(a〜c)から片脚(d)へと徐々にレベルをアップする．

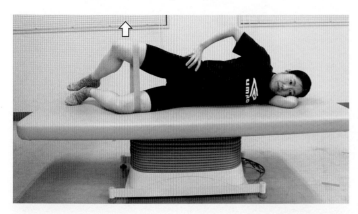

図 4.
股関節外旋筋の筋力トレーニング
横向きになり，膝屈曲90°とする．両足をつ
けたまま，体幹・骨盤が後方に傾斜しない
ように股関節の外転・外旋する．慣れてき
たら膝上にミニバンドを装着して行う．

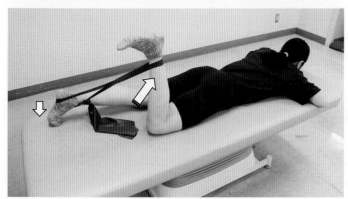

図 5.
ハムストリングの筋力強化
うつぶせになり，セラバンドを足関節に巻
いた状態で，膝を屈曲する．対側はしっか
りセラバンドを押し付けるようにする．

脚スクワット，スプリット，スプリットスクワッ
ト，片脚立位，片脚スクワットと，安定して可能
になればレベルを徐々に上げていく(図3).

　下肢および全身持久力向上を目的としてエアロ
バイクトレーニングも行わせている．

2．ステージ2

　術後3〜8週を目安としたこの期間には，ジョギ
ング開始に向けたエクササイズを行う．術後3〜4
週目にはレッグカール，両脚・片脚ブリッジと
いったハムストリングトレーニングや股関節筋力
トレーニング(図4)を行い，5〜8週目にはセラバ
ンドを用いたレッグエクステンションやハムスト
リングトレーニング(図5)を行う．また，フロン
トスクワット，サイドスクワット，片脚スクワッ

a|b

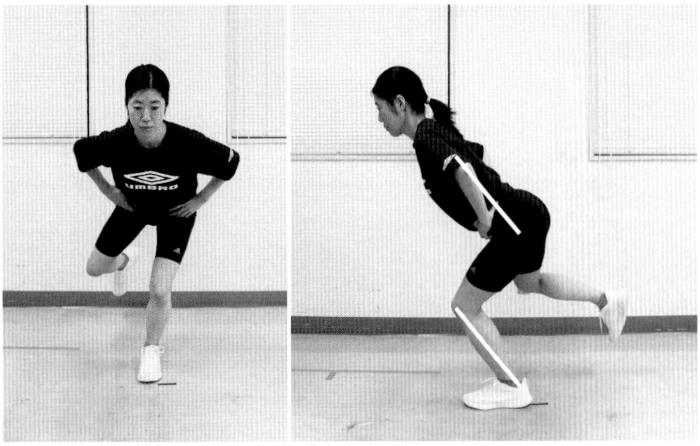

図 6.
片脚スクワット
冠状面(a)では，① 顔は前に向く，② 身体が左右に傾かない，③ 骨盤が傾かない，④ つま先と膝が同じ方向を向く，⑤ 足が外側に倒れない，矢状面(b)では，⑥ 骨盤が前傾している，⑦ 体幹と下腿の前傾角度が平行である，⑧ 足底全面が接地している，⑨ 膝屈曲 30°，さらに ⑩ 全体を通してスムースにスクワット動作が行えていることを確認する．

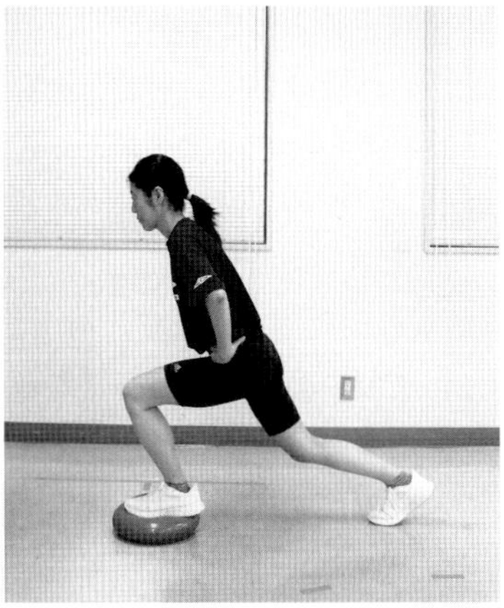

図 7. フロントランジ
両脚での立位から，患側の足を1歩前に出す．体幹・骨盤が傾かず，下肢が外反位とならないように注意する．前に出した足は反動をつけずに元の位置に戻す．

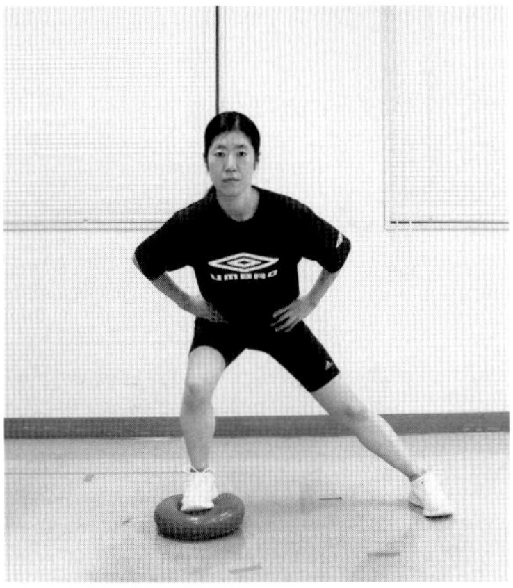

図 8. サイドランジ
両脚での立位から患側の足を横に一歩出す．体幹・骨盤が傾かず，下肢が外反位とならないように注意する．前に出した足は反動をつけずに元の位置に戻す．

ト(**図 6**)，フロントランジ(**図 7**)，ランジウォーク，ニーベントウォーク，早歩きを行う．術後 8 週で，① 患側下肢による 40 cm の台からの立ち上がりが可能であること，② 片脚スクワットが推奨される動作で可能であること，の 2 つの動作についてスコアリングを行い，満点であれば次のステージ 3 に進める．

3．ステージ 3

術後 9～12 週を目安とした期間では，ジョギングが許可され，ランニングに向けたエクササイズへと進めていく．主な内容はレッグエクステンションによる大腿四頭筋トレーニング，サイドランジ(**図 8**)，ジョギング，ラダー，ハーキー，ターン(ニーリフト，ツイスティング，ピボット)，サイドステップ，スライドステップ，両脚・片脚ドロップスクワットなどである．ステージ 3 はおよそ 12 週に評価を行い，達成基準は，① 患側下肢による 30 cm の台からの立ち上がりテストが可能であること，② 推奨される動作でサイドランジが可能であること，③ 推奨される動作でドロップスクワットが可能であること，④ 膝伸展・屈曲の患健比がともに 70%以上の 4 つである．

4．ステージ 4

術後 13～24 週を目安にランニング，ラダー，ストップ，ステップ動作からダッシュ，ジャンプ(**図 9**)，クロスステップ，サイドカッティングを行い，徐々にストップターンやピボット動作の習得へ進む．ステージ 4 の達成基準は，① シングルレッグ

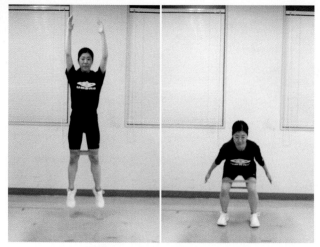

図 9. スクワットジャンプ
スクワットの姿勢からその場で垂直方向にジャンプする.
まず, ミニバンドを装着せずに行い, ジャンプが安定した
らミニバンドを使用して行う.

ホップテスト(single hop, crossover hop, triple hop)の距離がいずれも健側の90%であること, ② 膝伸展・屈曲最大トルクの患健比がともに80%以上, ③ 膝伸展最大トルクの体重比が, 男性で260%(60°/秒), 170%(180°/秒)以上, 女性で210%(60°/秒), 150%(180°/秒)以上, ④ 屈曲最大トルクの体重比が, 男性で140%(60°/秒), 110%(180°/秒)以上, 女性で110%(60°/秒), 90%(180°/秒)以上とする.

5. ステージ5

術後25週以降を目安に, 競技特異的な動作のほか, 患者の競技レベルやポジションなどを考慮したトレーニングを行い, 術後7か月以降の練習参加, 9か月以降の試合復帰を目標とする.

スポーツ復帰と再断裂の予防

術後のスポーツ復帰は術後6〜9か月としている医師が多いが, 明確な基準は明らかになっていない. ガイドラインでは, ACL再建術後のスポーツ復帰の指標として有用なものはあるかというCQに対して, 復帰時期とともに筋力や調整力, 巧緻性などの運動機能テストが利用されているが, いずれも根拠は不十分であるとされている[CQ19]. ACL再建術後の再断裂は術後, 最も頻度の高い合併症の1つである. システマティック

レビューによると, 移植腱損傷の発生頻度は約7%, 対側損傷は約8%と報告されている[8]. 術後1年以内の復帰は, それ以降の復帰と比較して再断裂率が6倍高く, 筋力, シングルレッグホップテストによる運動機能, 患者立脚型評価による復帰基準に到達できていないことから, さらなる時間とリハビリテーションが必要であるとされている[9]. MRI所見, 組織学的検討により, 再建靱帯の成熟は術後6か月までには完了しないとされており[BQ21], 移植腱の生物学的な治癒過程や神経筋コントロールの回復には2年近く要することから, 術後2年以降の復帰を推奨するという報告もある[10].

ACL再断裂の危険因子として, 初回ACL再建時の年齢は再断裂の強い危険因子であるとされている. その他についてはエビデンスは確立されていないものの, 初回ACL損傷の危険因子, 家族歴, 移植腱の種類とサイズ, 早いスポーツ復帰なども再断裂の危険因子である可能性が指摘されている[BQ17]. 再損傷では初回ACL損傷の危険因子と同様に内因性と外因性を含めた複数の危険因子が関与していることが考えられている. 内因性のリスクファクターとして挙げられている解剖学的因子, ホルモン因子については現段階では修正困難である. 神経筋コントロールトレーニングなどのACL損傷予防プログラムは, 下肢や体幹運動パターンを変化させ[11], ACL損傷の発生率を減少させている[12]. しかし, 予防トレーニングはACL再断裂予防に有効かというBQに対し, 予防トレーニングはACL損傷の予防効果があるという報告が多いものの, 再断裂予防に有効であるかは明らかになっていないとされている[BQ18]. バイオメカニクス因子, 神経筋因子については, トレーニングを行うことにより非接触型ACL損傷のリスクにつながる下肢運動パターンを変化または修正することができる可能性があり, 術後に残存する神経筋コントロールの不良をリハビリテーションの中で改善することは, リスクの高いアスリートを安全にスポーツ復帰させ, 再受傷を

抑制させることに有効であると考えられる.

文 献

1) 日本整形外科学会(監修)：膝前十字靱帯(ACL)損傷診療ガイドライン 2019(改訂第3版), 南江堂, 2019.
2) Koga H, et al：Mechanisms for noncontact anterior cruciate ligament injuries. Knee joint kinematics in 10 injury situations from female team handball and basketball. *Am J Sports Med*, **38** (11)：2218-2225, 2010.
3) Koga H, et al：Hip and ankle kinematics in noncontact anterior cruciate ligament injury situations：Video analysis using model-based image matching. *Am J Sports Med*, **46**(2)：333-340, 2018.
4) Zduński S, et al：Evaluation of the effectiveness of preoperative physiotherapy using the Lysholm-Gillquist scale in patients qualified for surgical arthroscopic anterior cruciate ligament reconstruction- pilot study. *Ortop Traumatol Rehabil*, **17**(3)：249-258, 2015.
5) 木村由佳ほか：ACL 再建術後再断裂と反対側断裂の現状とリスク因子. 日臨スポーツ医会誌, **27** (3)：363-366. 2019.
6) 弘前大学医学部附属病院リハビリテーション部：膝前十字靱帯再建術リハビリテーションパンフレット.
7) 津田英一ほか：再損傷予防を目指した膝前十字靱帯再建術後のリハビリテーション. 臨床リハ, **28** (7)：695-703, 2019.
8) Wiggins AJ, et al：Risk of secondary injury in younger athletes after anterior cruciate ligament reconstruction：A systematic review and meta-analysis. *Am J Sports Med*, **44**：1861-1876, 2016.
9) Grindem H, et al：Activity and functional readiness, not age, are the critical factors for second anterior cruciate ligament injury—the Delaware-Oslo ACL cohort study. *Br J Sports Med*, **54**(18)：1099-1102, 2020.
10) Nagelli CV, et al：Should return to sport be delayed until 2 years after anterior cruciate ligament reconstruction? Biological and functional considerations. *Sports Med*, **47**(2)：221-232, 2017.
11) Sasaki S, et al：Core-muscle training and neuromuscular control of the lower limb and trunk. *J Athl Train*, **54**(9)：959-969, 2019.
12) Omi Y, et al：Effect of hip-focused injury prevention training for anterior cruciate ligament injury reduction in female basketball players：A 12-year prospective intervention study. *Am J Sports Med*, **46**(4)：852-861, 2018.

Monthly Book MEDICAL REHABILITATION

2020年7月増刊号 No.250

最新増刊号

回復期で
知っておきたい！ここが分かれ道!!
症状から引く
検査値と画像

回復期リハビリテーション病棟でよく経験する24の症状・病状がこの一冊に！行える検査や治療が限られている回復期リハビリテーション病棟では、どのような状況の場合に急性期病棟に転院させたらいいのか？今回、本書では症状ごとに、診察の視点、検査の選択、転院への決断のポイントを詳述！回復期リハビリテーション病棟で必ずお役に立てていただける一冊です！

編集 川手信行（昭和大学教授）

定価 5,500円（本体 5,000円＋税）

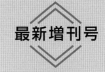

Monthly Book
MEDICAL REHABILITATION
250
2020年7月増刊号
回復期で
知っておきたい！ここが分かれ道!!
症状から引く
検査値と画像
編集企画
川手信行
編集主幹
宮野佐年・水間正澄
全日本病院出版会

目次

全日本病院出版会 〒113-0033 東京都文京区本郷 3-16-4 Tel：03-5689-5989
www.zenniti.com Fax：03-5689-8030

MB Med Reha **No.258**：39-45, 2021

特集／膝関節リハビリテーション診療マニュアル

半月板損傷治療における
リハビリテーション治療

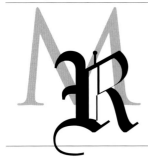

橋本祐介*1　西田洋平*2

Abstract　かつての半月板損傷治療は半月板切除術が中心であったが，長期的には変形性関節症(OA)のリスクが高まることが問題点であった．このため近年は半月板の機能温存を目的とした縫合術が増加傾向にある．術後リハビリテーションは術後成績を安定させるためには重要な要素である．半月板の損傷形態は多種多様であることから，それらに準じた，再断裂を生じさせず，拘縮を作らない後療法を行う必要がある．本稿では，半月板損傷に対する保存療法，術前から術後早期，およびスポーツ復帰に至るまでのリハビリテーション治療について，文献的考察を中心に概説する．

Key words　半月板(meniscus)，縫合術(repair)，リハビリテーション(rehabilitation)

はじめに

　半月板には衝撃吸収，荷重分散，関節潤滑，膝関節の安定化といった機能が挙げられる[1]~[3]．したがって半月板損傷によってこれらの機能が失われると，膝関節面の接触圧の増加と運動力学上の変化により，軟骨の変性および変形性関節症(OA)を起こすリスクが増加する．半月板損傷の治療にはかつては切除術が中心に行われてきたが，将来的な OA 発症のリスクを考慮し，近年は縫合術によって，より正常な半月板機能の温存がはかられている．縫合術に対する適応は広がっているが，術後のリハビリテーションについては様々で一定の見解は得られていない．その理由としては半月板の損傷形態や縫合法が様々であることが挙げられる．本稿では初めに半月板損傷に対する術前後のリハビリテーションについての最新の知見を紹介し，続いて当院でのリハビリテーション治療について紹介する．

半月板損傷に対するリハビリテーション治療

1．半月板損傷の保存療法および術前のリハビリテーション

　半月板損傷の治療にあたり，その診断は重要である．主訴となっている症状についての詳細な問診(外傷の有無，受傷肢位，疼痛誘発肢位，疼痛の経過，引っかかり感やロッキングの有無など)を行い，病態を把握する．MRI による画像評価は確定診断に必須であるが，50 歳以上を対象としたコホート研究では，無症状例の 60％に MRI で半月板損傷がみられたと報告されている[4]．つまり画像評価のみならず臨床症状も踏まえて総合的に判断し，その症状が半月板損傷によるものかを吟味する必要がある．

　半月板損傷時の保存療法としては，関節周囲の疼痛(主に膝蓋骨周囲の可動性低下)やそれに伴う可動域制限の改善を行う．保存療法に抵抗し，手術により除痛効果が得られる可能性が高いと判断した場合は手術を検討する．ただしバケツ柄断裂

*1 Yusuke HASHIMOTO，〒 545-8586 大阪府大阪市阿倍野区旭町 1-5-7　大阪市立大学整形外科，講師
*2 Yohei NISHIDA，同科

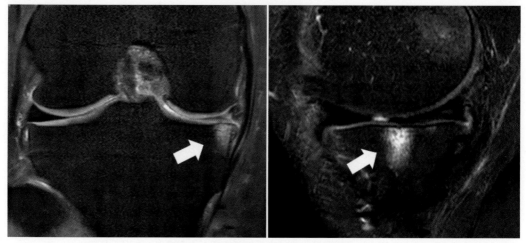

図 1. 半月板部分切除後の MRI 画像
当院における半月板部分切除術後 3 か月での MRI 画像.
切除部の脛骨側軟骨下骨に BML（bone marrow lesion）がみられる.

によるロッキングなど，半月板による機械的刺激
症状がはっきりしている場合は，早期の手術加療
を検討する必要がある.

2．半月板切除術後のリハビリテーション

半月板切除により，機械的な疼痛を改善させる
ことが可能となるが，長期的には OA を起こすリ
スクが増加する．半月板変性に対する保存療法を
施行した群と半月板切除術を施行した群との比較
研究では，両群間に有意差はないという研究もみ
られるため慎重な適応を要する[5]．術後の可動域
制限や荷重制限は必ずしも設ける必要はないが，
早期のスポーツ復帰による rapid chondrolysis の
症例報告[6]もあることから，術後早期には関節水
腫，中長期的には MRI での骨髄浮腫，下肢のアラ
イメント変化など，軟骨に対する負荷を示唆する
所見には注意する必要がある（図 1）.

3．半月板縫合術後のリハビリテーション

半月板縫合術後のリハビリテーションの目的
は，半月板にストレスをかけずに可動域制限や疼
痛のない状態で日常生活やスポーツに復帰させる
ことである．縫合後の半月板に対しては，正常半
月板と同様の負荷がかかることが予想されるた
め，正常半月板にかかる力学的負荷をよく理解し
たうえで，縫合後のリハビリテーションを考慮す
るべきである．実際には損傷形態や縫合方法が一
様でないため，術者により後療法は様々ではある

が，一般的には術後リハビリテーションの要素と
して，① 荷重，② 可動域が重要である．本稿では
損傷の形態（縦断裂，横断裂，水平断裂，後根断
裂，図 2）[7]ごとに，バイオメカニクス研究の観点
から荷重，可動域の影響について述べる.

1）正常半月板に対する力学的負荷

正常半月板は前角と後角で脛骨中央部に付着し
ており，前方付着部から後方付着部にかけては輪
（hoop）の構造をなしている．半月板の線維は主に
この hoop に沿って構成されており，hoop に沿っ
た線維方向の引っ張り強度は，hoop に対して垂
直方向の引っ張り強度の 10 倍近くある[8]．また，
半月板機能の 1 つに荷重分散がある．歩行時は膝
関節に体重の 2.8 倍の荷重がかかり[9]，そのうち
の 45〜75％が半月板に及ぶ[10]が，半月板は荷重を
hoop stress に変換させることによって関節軟骨
の負担を軽減している（図 3）．また，膝関節の屈
曲によって内側半月板は約 3 mm，外側半月板は
約 8 mm 後方へ移動し[11]膝の安定性に寄与してい
る（図 4）.

2）縦断裂

縦断裂は主に血行野である red-red zone あるい
は red-white zone に発生する．バイオメカニク
ス研究では，荷重によって損傷部が圧縮されるた
め，縫合後の治癒率は他の損傷形態に比べ向上す
る可能性が示唆されている[12]．一方，Lin らはヒト

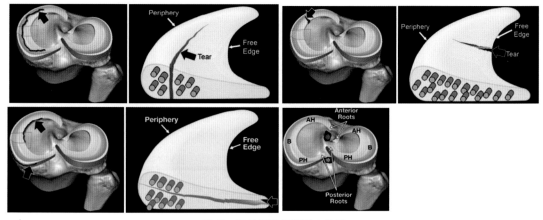

<table>
<tr><td>a</td><td>b</td></tr>
<tr><td>c</td><td>d</td></tr>
</table>

図 2. 半月板損傷形態の分類
　　a：縦断裂　　　　　b：横断裂（放射状断裂）
　　c：水平断裂　　　　d：後根断裂

（文献 7 から引用）

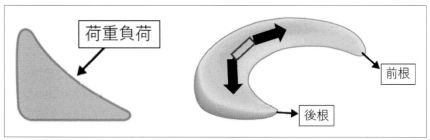

図 3. 過重負荷に対する半月板の作用
荷重により半月板は脛骨から逸脱する方向に圧排変形するが，
その緊張は hoop 構造を伝わり脛骨中央部に拡散される．

（文献 8 を改変）

屍体膝の内側半月板に縦断裂を作成後に縫合し，深屈曲すると縫合部に圧迫負荷がかかることから，深屈曲以外の可動域制限の必要はない可能性を示した[13]．以上から縦断裂については極端な荷重制限や可動域制限は必要ないとも考えられるが，荷重状態での深屈曲については，半月板に対する負荷と移動量が増加するため，治癒を得られるまでは避けるべきと考える[14)~16]．

3）放射状断裂（横断裂）

放射状断裂は hoop 構造が破綻する断裂のために，その予後は不良といわれている[17]．以前は治癒不良といわれていたために切除術を余儀なくされていたが，最近は縫合術が選択されている．様々な縫合法が考案されバイオメカニクス研究によってその破断強度の検討がなされているが[18)19]，正常半月板と同等の破断強度は獲得しが

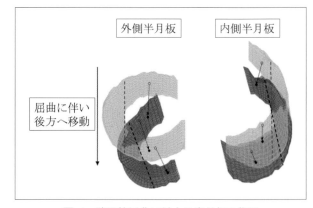

図 4. 膝関節屈曲に対する半月板の作用
膝関節の屈曲により，内側半月板は約 3 mm，外側半月板は約 8 mm 後方へ移動し，膝の安定性に寄与する．

（文献 11 から引用）

たい[20]．また，断裂部には荷重時のストレスが集中する[21]ことから，早期荷重および可動域訓練は適切ではないと考えられる．

4）水平断裂

内側水平断裂は半月板後節から後角にかけて起こることが多い．水平断裂に対して，断裂部の大腿骨側あるいは脛骨側のどちらかを部分切除する single-leaf resection が以前から多用されてきた．水平断裂が辺縁部まで及ぶ場合の single-leaf resection と全切除では関節接触圧に差がないという報告がある[22]．よって，辺縁部まで断裂部が広がる場合は，理想的には縫合術が望ましい．水平断裂に関するバイオメカニクス研究は少ないが，Amano らは MRI にて水平断裂部の gap が膝屈曲に伴って開大すること，またその開大幅は断裂の大きさに相関することを示しており[23]，断裂部位が大きい場合は縫合後の後療法を慎重に検討する必要がある．

5）後根断裂

後根断裂は半月板の脛骨後方付着部での損傷であり，中高年女性で好発する．Hoop 構造が破綻するため，損傷すると膝内側の関節接触圧は約2倍に増加し[24]，OA 変化を加速させる．手術は脛骨骨孔作成による pullout 法が多く用いられる．解剖学的修復ができた場合は，関節接触圧は正常に戻ると報告されている[24]が，半月板と骨孔との修復過程を考慮すると早期荷重は適切ではない．可動域についても，膝深屈曲により接触圧が上昇することから，早期の屈曲動作は適切ではないと考えられる[25]．

6）半月板縫合後のリハビリテーションに関する近年の研究

近年，半月板術後の早期復帰のため，早期からの可動域訓練や荷重開始を行う研究が多く報告されている．Lind らは半月板縦断裂に対し縫合術を施行した60例を対象に，術後のリハビリテーションを早めた群とそうでない群に分類する RCT を行った．早期リハビリテーション群では術後から0〜90°の範囲で ROM 訓練と接地荷重を許可し，術後2週以降は制限なしとした．術後8週でランニング，4か月でコンタクトスポーツに復帰した．術後1年および2年において，通常のリハビリテーション群と臨床成績に有意差はみられなかったとしている[26]．

Kocabey らは損傷形態に応じてリハビリテーションを変更し，縦断裂患者は術後3か月でスポーツ復帰，放射状断裂や複合断裂では4〜5か月でスポーツ復帰を許可し，術後平均10.3か月で良好な成績を得たとしている[27]．

以上から，縦断裂およびバケツ柄断裂については比較的早期での復帰は可能となってきているが，放射状断裂や後根断裂については依然として慎重な復帰を検討する必要があるといえる．

7）外側円板状半月板形成縫合術後リハビリテーションと軟骨変化

外側円板状半月板は本邦を含めアジア人で多くみられる形態異常であり，そのコラーゲン配列は不整で hoop 機能も正常に比べ低下している．かつては全摘術あるいは亜全摘術が行われていたが，高率に変形性膝関節症を発症することがわかっている．近年は半月板温存のために形成的切除が行われ，形成的切除後に不安定性がある場合は縫合術が行われている．縫合後のリハビリテーションは通常の半月板縫合術のリハビリテーションに準じている報告が多い[28]〜[30]．過去の報告では残存半月板温存量を辺縁から6〜8 mm 程度としていることが多く，短期成績は良好であり，変形性膝関節症の発症も減少しているが，適切切除量についてはいまだ不明である．外側円板状半月板に合併する離断性骨軟骨炎（OCD）[31]もあるが，術後に OCD が発生することも報告されている．形成縫合することで亜全摘より OCD 発生が抑制されることがわかっている[29]．Nishino らの MRI T2 マッピングを用いた研究では，円板状半月板の形成術後6か月までは軟骨に対する負荷が増大していることを示しており（図5）[32]，縫合術後のリハビリテーションにおいて念頭に置く必要があると考える．

8）半月板縫合術後の画像評価

半月板縫合術後のスポーツ復帰にあたり，縫合部の修復の確認は必要である．Willinger らは縫合

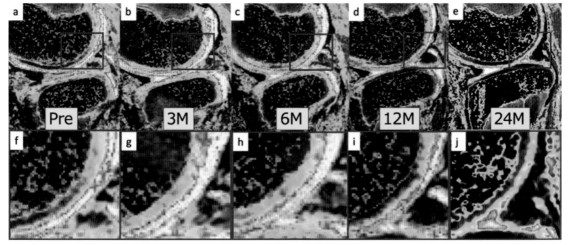

図 5. 外側円板上半月板術後の軟骨変化
軟骨の T2 値について，術後 3 か月～6 か月では T2 値の上昇がみられる(黄色～赤色)が，
12 か月，24 か月では術前と同等の値に戻っている．

（文献 32 より）

部の修復過程について，術後 6 か月の MRI で 55.9%が治癒，35.3%が部分治癒，8.8%が治癒せずと報告しているが，若年者では MRI 上の治癒がみられなくてもスポーツ復帰は可能であったとしている[33]．Yamasaki らは T2 マッピングを用いることで，より精度の高い縫合部の治癒評価が可能であると報告している[34]．今後は，画像上の治癒とスポーツ復帰との関連，リハビリテーションの違いと画像上治癒との関連などの研究が必要と考えられる．

当院での半月板損傷に対する
リハビリテーション治療の実際

当院では半月板機能温存のため積極的に縫合術を行っているが，white-zone の flap 断裂については部分切除術を施行している．切除術後は術後 1 週間の部分荷重後，自制内での荷重歩行を許可している．可動域訓練は術翌日からベッド上でCPM(持続的他動運動装置)訓練を開始している．縫合術後は 3 週免荷後部分荷重を開始し，6 週で全荷重としている．可動域について，術後 1 週はニーブレス固定とし，以降 CPM 訓練を開始している．屈曲角度は術後 2 週までは 90° に制限し，以降は 120° としている．術後 3 か月の MRI を確認後ジョグ開始，しゃがみ込みなど深屈曲動作は原則として術後 5 か月以降としている．術後 6 か

表 1. 当院における鏡視下半月板単独縫合術後療法

術後週数［週］	荷重	ROM 伸展制限［°］	ROM 屈曲制限［°］
0	1/4 PWB	Knee brace 固定	
1	1/4 PWB	0	90
2	1/4 PWB	0	120
3	1/3 PWB	0	120
4	1/2 PWB	0	free
5	2/3 PWB	0	free
6	FWB	0	free

PWB : partial weight bearing
FWB : full weight bearing

（文献 34 より）

月以降でスポーツ復帰を許可している(**表 1**)．

当院での半月板単独縫合術の術後成績について検討を行った．対象は 2018 年 7 月から当院にて膝関節鏡視下半月板縫合術を行い，術後半年以上フォロー可能であった 34 例とした．手術時平均年齢は 25.8 歳，男性 23 例，女性 11 例，平均経過観察期間は 13.5 か月であった．損傷部位は内側半月板が 8 例，外側半月板が 26 例で，断裂形態は縦断裂 19 例，水平断裂 11 例，放射状断裂 1 例，複合断裂 3 例であった．術後最終経過観察時の臨床成績は Lysholm Score 90.7±10.8，IKDC(International Knee Documentation Committee) 82.7±17.0，KOOS(Knee Injury and Osteoarthritis Outcome Score)の ADL が 98.4±2.95，sports が

83.6±24.2であり，術後有意な改善を認めた．ACL（前十字靱帯）不全に伴う内側半月板再損傷を1例認めた．年齢と術後成績について検討すると，術後IKDC，KOOS sports項目について年齢とそれぞれ負の相関がみられた．40歳以上（9例）と40歳未満（25例）の2群に分けて術中の軟骨損傷の程度を比較すると，40歳以上で有意にICRS（International Catilage Repair Society）3度以上の軟骨損傷を有する割合が多かった（55.6% vs 8.3%）．術後可動域改善について，術後4週での屈曲可動域はそれぞれ110±13.01°，117±6.1°，8週での屈曲可動域は118±12.5°，127±7.3°と，40歳以上の症例では屈曲可動域の改善遅延がみられた．伸展可動域に関して有意差は認めなかった．2群間の臨床成績について比較すると，KOOS ADL項目は96.3±6.3，98.7±2.39で有意差はなく，KOOS sports 58.0±37.2，89.5±16.6と有意差を認めた．中高年，軟骨損傷症例はリハビリテーション過程でやや遅延する傾向にあるが日常生活レベルへの復帰は良好な成績が得られる一方，スポーツ復帰には満足を得られない可能性がある．亜急性期の積極的なリハビリテーション指導やヒアルロン酸関節注射などの追加が必要となると考えられた．

まとめ

　半月板損傷に対する術前後のリハビリテーションについて，主に縫合術後の後療法をバイオメカニクス研究による荷重や可動域の観点から述べた．断裂形態や断裂の大きさによって，後療法は検討されるべきである．早期の復帰を目指すリハビリテーションについては，縦断裂の症例であれば可能と考える．リハビリテーションが遅れる因子としては，当院の経験からは高年齢であることが挙げられ，特に亜急性期での可動域再獲得は重要と考える．

文　献

1) Shimomura K, et al：Meniscal repair and regeneration：current strategies and future perspectives. *J Clin Orthop Trauma*, 9(3)：247-253, 2018.
2) Cavanaugh JT：Rehabilitation of meniscal injury and surgery. *J Knee Surg*, 27(6)：459-478, 2014.
3) Blake MH, Johnson DL：Knee meniscus injuries：common problems and solutions. *Clin Sports Med*, 37(2)：293-306, 2018.
4) Englund M, et al：Incidental meniscal findings on knee MRI in middle-aged and elderly persons. *N Engl J Med*, 359：1108-1115, 2008.
5) Yim JH, et al：A comparative study of meniscectomy and nonoperative treatment for degenerative horizontal tears of the medial meniscus. *Am J Sports Med*, 41：1565-1570, 2013.
6) Ishida K, et al：Rapid chondrolysis after arthroscopic partial lateral meniscectomy in athletes：a case report. *Knee Surg Sports Traumatol Arthrosc*, 14：1266-1269, 2006.
7) Nguyen JC, et al：MR Imaging-based Diagnosis and Classification of Meniscal Tears. *Radiographics*, 34：981-999, 2014.
8) Athanasiou KA, Sanchez-Adams J：Engineering the Knee Meniscus. San Rafael, CA：Morgan & Claypool Publishers, 2009.
9) Sasaki K, et al：Individual muscle contributions to the axial knee joint contact force during normal walking. *J Biomech*, 43：2780-2784, 2010.
10) Shrive NG, et al：Load-bearing in the knee joint. *Clin Orthop Relat Res*, 131：279-287, 1978.
11) Yao J, et al：Magnetic resonance image analysis of meniscal translation and tibio-meniscо-femoral contact in deep knee flexion. *J Orthop Res*, 26(5)：673-684, 2008.
12) Cavanaugh JT：Rehabilitation of meniscal injury and surgery. *J Knee Surg*, 27(6)：459-478, 2014.
13) Lin DL, et al：Does high knee flexion cause separation of meniscal repairs? *Am J Sports Med*, 41(9)：2143-2150, 2013.
14) Fox AJ, et al：The basic science of human knee menisci：structure, composition, and function. *Sports Health*, 4(4)：340-351, 2012.
15) Walker PS, Erkman MJ：The role of the menisci in force transmission across the knee. *Clin Orthop Relat Res*, 109：184-192, 1975.

16) Brantigan OC, Voshell AF : The mechanics of the ligaments and menisci of the knee joint. *J Bone Joint Surg Am*, **23**(1) : 44-66, 1941.

17) Ode GE, et al : Effects of serial sectioning and repair of radial tears in the lateral meniscus. *Am J Sports Med*, **40** : 1863-1870, 2012.

18) Massey P, et al : The rebar repair for radial meniscus tears : a biomechanical comparison of a reinforced suture repair versus parallel and cross-stitch techniques. *J Exp Orthop*, **6**(1) : 38, 2019.

19) Stender ZC, et al : Radial Tears of the Lateral Meniscus-Two Novel Repair Techniques : A Biomechanical Study. *Orthop J Sports Med*, **6**(4) : 2325967118768086, 2018.

20) Yan SH, et al : Tensile biomechanical characteristics of human meniscus. *Emerg Mater Res*, **5** : 44-49, 2016.

21) Mononen ME, et al : Effects of radial tears and partial meniscectomy of lateral meniscus on the knee joint mechanics during the stance phase of the gait cycle-A 3D finite element study. *J Orthop Res*, **31** : 1208-1217, 2013.

22) Haemer JM, et al : Benefit of single-leaf resection for horizontal meniscus tear. *Clin Orthop Relat Res*, **457** : 194-202, 2007.

23) Amano H, et al : Analysis of displacement and deformation of the medial meniscus with a horizontal tear using a three-dimensional computer model. *Knee Surg Sports Traumatol Arthrosc*, **23** : 1153-1160, 2015.

24) Messner K, et al : The menisci of the knee joint. Anatomical and functional characteristics, and a rationale for clinical treatment. *J Anat*, **193** : 161-178, 1998.

25) Stärke C, et al : Tensile forces on repaired medial meniscal root tears. *Arthroscopy*, **29**(2) : 205-212, 2013.

26) Lind M, et al : Free rehabilitation is safe after isolated meniscus repair : a prospective randomized trial comparing free with restricted rehabilitation regimens. *Am J Sports Med*, **41**(12) : 2753-2758, 2013.

27) Kocabey Y, et al : Patient outcomes following T-Fix meniscal repair and a modifiable, progressive rehabilitation program, a retrospective study. *Arch Orthop Trauma Surg*, **124**(9) : 592-596, 2004.

28) Yamasaki S, et al : Risk factors associated with knee joint degeneration after arthroscopic reshaping for juvenile discoid lateral meniscus. *Am J Sports Med*, **45** : 570-577, 2017.

29) Hashimoto Y, et al : Factors Related to Postoperative Osteochondritis Dissecans of the Lateral Femoral Condyle After Meniscal Surgery in Juvenile Patients With a Discoid Lateral Meniscus. *J Pediatr Orthop*, **40** : e853-e859, 2020.

30) Ahn JH, et al : Arthroscopic partial meniscectomy with repair of the peripheral tear for symptomatic discoid lateral meniscus in children : Results of minimum 2 years of follow-up. *Arthroscopy*, **24** : 888-898, 2008.

31) Takigami J, et al : Predictive factors for osteochondritis dissecans of the lateral femoral condyle concurrent with a discoid lateral meniscus. *Knee Surg Sports Traumatol Arthrosc*, **26** : 799-805, 2018.

32) Nishino K, et al : Magnetic Resonance Imaging T2 Relaxation Times of Articular Cartilage before and after Arthroscopic Surgery for Discoid Lateral Meniscus. *Arthroscopy*, S0749-8063(20)30799-4, 2020. [Online ahead of print]

33) Willinger L, et al : High short-term return to sports rate despite an ongoing healing process after acute meniscus repair in young athletes. *Knee Surg Sports Traumatol Arthrosc*, **27** : 215-222, 2019.

34) Yamasaki S, et al : Assessment of Meniscal Healing Status by Magnetic Resonance Imaging T2 Mapping After Meniscal Repair. *Am J Sports Med*, **48** : 853-860, 2020.

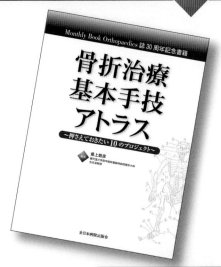
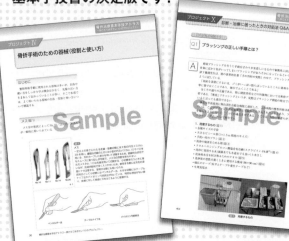

MB Med Reha **No.258**：47-53, 2021

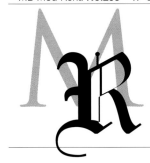

特集／膝関節リハビリテーション診療マニュアル

膝関節軟骨損傷における リハビリテーション治療

松下雄彦[*1]　　瀧口耕平[*2]

Abstract　軟骨は自己治癒能力が低いことより，軟骨損傷に対してしばしばマイクロフラクチャー，ドリリング，骨軟骨柱移植などの手術治療が行われてきた．さらに近年本邦でも，培養軟骨細胞移植術も行われるようになっている．術後のリハビリテーションは，治療方法や術式によって異なるが，細胞の生着および成熟を経て修復されるため，慎重に時間をかけて行っていく必要がある．また，損傷部位に応じて荷重や剪断力などの負荷を考慮して進めていくことが重要である．

Key words　関節軟骨(articular cartilage)，リハビリテーション(rehabilitation)，骨髄刺激(bone marrow stimulation)，自家骨軟骨柱移植(autologous osteochondral plug transplantation)，自家培養軟骨細胞移植術(autologous chondrocyte implantation)

関節軟骨の特徴

関節軟骨は，衝撃吸収，関節滑動を担う重要な役割を果たしている．関節軟骨は軟骨細胞とその周囲の細胞外基質により成り立っており，無血行組織であることが組織学的特徴として挙げられる．このため，自己治癒力が低く，軟骨組織は一度損傷すると自然治癒しにくいことが以前より知られている．軟骨再生は，依然として大きな問題との1つとして残されており，基本的に手術が必要となることが多い．手術には骨髄刺激法，自家骨軟骨柱移植術，培養軟骨細胞移植術がある．以下に手術とそのリハビリテーションの概要について述べる．

軟骨損傷の治療

1．保存治療

損傷部が1 cm²以下のような場合などで，選択されることがある．受傷後の急性期は，水腫の貯留がみられる．関節穿刺や炎症を抑える主体として，損傷部への負荷を避ける．痛みや水腫が落ち着いてきたら，可動域訓練，パテラセッティングや等張性収縮のリハビリテーションを開始していく．その後は下記の骨髄刺激法後のリハビリテーションに記載するように，水腫の状態を確認しながら少しずつ負荷を上げていく．

2．骨髄刺激法

骨髄由来の細胞が軟骨欠損部に付着して軟骨修復を促す治療である．手術手技には，マイクロフラクチャー，ドリリング，アブレーションなどがある．マイクロフラクチャーは，アイスピックのような器具を用いて軟骨下骨表面を穿孔して骨髄からの出血を促す(**図1**)．ドリリングは鋼線を用いて骨髄腔まで穴を貫通して骨髄からの交通路を作成することにより，修復を促す．アブレーションは軟骨下骨表面を削り取ることにより，全体的に海綿骨を露出させて骨髄からの出血を促す．いずれの方法も欠損部に付着した骨髄由来細胞が軟

[*1] Takehiko MATSUSHITA, 〒650-0017 兵庫県神戸市中央区楠町7-5-1　神戸大学大学院整形外科，講師
[*2] Kohei TAKIGUCHI, 同大学医学部附属病院リハビリテーション部

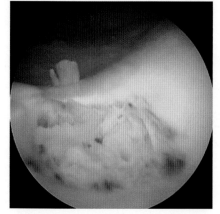

図 1. 大腿骨滑車軟骨損傷に対する
マイクロフラクチャー

骨様細胞に分化することにより修復を促進すると考えられている。損傷範囲が＜2 cm²程度の範囲の狭い軟骨損傷が良い適応となる。手術の侵襲が小さいことが利点といえるが，硝子軟骨ではなく，主に線維性軟骨様組織によって修復されることが欠点とされている。

3．自家骨軟骨柱移植術

膝蓋大腿関節や顆間部などの非荷重領域から骨軟骨柱を採取し，軟骨欠損部もしくは軟骨損傷部の骨軟骨をくりぬいて損傷部に骨軟骨柱を移植する手術である(**図2**)。離断性骨軟骨炎のように軟骨下骨に病態がある疾患に対して，骨と軟骨を同時に修復することが可能となる。また，骨髄刺激法や培養軟骨細胞移植術と異なって，成熟した硝子軟骨で直接修復できることが利点の1つである。採取できる骨軟骨柱の本数に限界があるため，損傷部が大きくなると対応が困難となる。また，複数本使用するため，表面形状を合わせるこ

とが難しくなる。

4．自家培養軟骨細胞移植術

膝蓋大腿関節や顆間部などの非荷重領域から軟骨片を採取し，軟骨片から軟骨細胞を採取する。採取した軟骨細胞を培養して増殖させた後に損傷部に移植する。本邦で行われている製品(JACC)は，4週間アテロコラーゲン上で培養した細胞を移植し，骨膜もしくは人工コラーゲン膜で被覆する(**図3**)。4 cm²以上の広範囲の軟骨損傷に対して良い適応となる。2回の手術を要することや移植した軟骨細胞の成熟に長期を要することが欠点として考えられる。

術後リハビリテーション

軟骨修復術後のリハビリテーションは，修復部の治癒過程を元に考えて進めていくと良い。培養軟骨細胞移植術や骨髄刺激法は，細胞の生着および成熟を経て修復されるため，慎重に時間をかけて行っていく。Mithoefer らは術後のリハビリテーションについて生物学的治癒過程を考慮した。①保護期・関節活性期，②荷重増加期・機能回復期，③活動回復期の3つの phase に分けてそれぞれのリハビリテーションの進め方の概要を述べている[1]。詳細なリハビリテーションの進め方は，病巣の部位，範囲，手術の内容などによって異なるため，術者と相談しながら調整して進めていく必要がある。どの角度でどのような動作で損傷部に負荷がかかるかを確認のうえ，可動域訓練

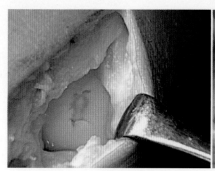
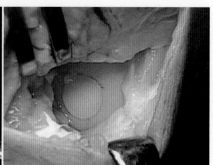

a．損傷部移植前　　　　　　　　　b．移植後
図 2. 軟骨損傷に対する自家骨軟骨柱移植術

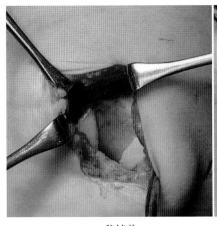 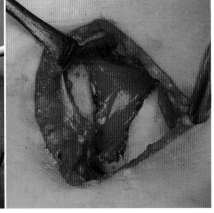

a．移植前   b．移植後

図 3．大腿骨滑車部軟骨損傷に対する自家培養軟骨細胞移植術

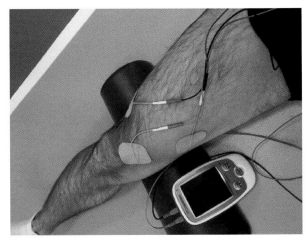

図 4.
低周波刺激を併用した大腿四頭筋セッティング

と筋力訓練のメニューを決めていく．また，スポーツを行うような活動性の高い患者においては，復帰時期の目安をあらかじめ伝えておく．

Krych らは軟骨修復術後のスポーツ復帰についてシステマティックレビューを行い，復帰率や復帰までの期間を報告している．この報告では，スポーツ復帰率は，骨軟骨柱移植術 93％，培養軟骨細胞移植術 82％，骨髄刺激法 58％で骨軟骨柱移植術が最も高かった．また，復帰までの期間は骨軟骨柱移植術 5.2±1.8 か月，骨髄刺激法 9.6±3.0 か月，培養軟骨細胞移植術 11.8±3.8 か月であった．骨軟骨柱移植術が有意に早期に復帰していた．施設や，前述の通り部位や病巣範囲により異なるが，ある程度標準的な復帰の時期としてリハビリテーションを進めていく目安になるといえる[2]．術式に応じたリハビリテーションについて以下に述べる．

1．骨髄刺激法

荷重領域であれば 3〜4 週の非荷重の後に，荷重を開始していく．水腫の状態などを確認しながら徐々に荷重を増加していく．手術の特性上，術後に関節腫脹（血腫）は必発するが，それによる二次的な関節内での癒着を最小限にするため，膝蓋大腿関節部および膝蓋上包部のモビライゼーションは十分に行う必要がある．また，可能な限り早期に大腿四頭筋の収縮機能を改善させるようアプローチすることも，上記の癒着を予防，改善するために有効であると考える（**図 4**）．下記に述べる培養軟骨細胞移植と同様に，初期は生着した細胞の生着が剥離しないように，修復した領域に剪断力や強い圧迫力がかからないような角度でのリハビリテーションを行う．具体的には膝蓋大腿関節の接触部分および脛骨大腿関節の接触部分（**図 5**）を参考に開放性運動連鎖（open kinetic chain；

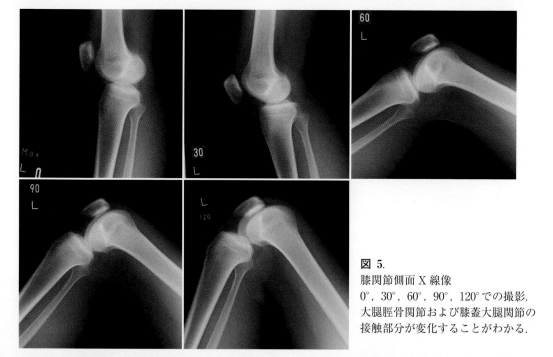

図 5.
膝関節側面 X 線像
0°，30°，60°，90°，120° での撮影.
大腿脛骨関節および膝蓋大腿関節の
接触部分が変化することがわかる.

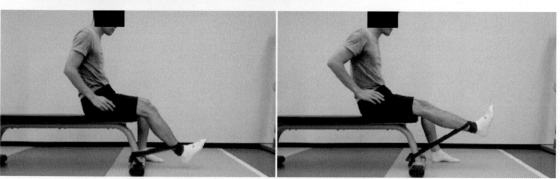

図 6. 膝 60〜0° での OKC 膝伸展運動

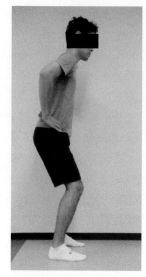

図 7. 膝屈曲 45° 付近での CKC 運動

OKC) および閉鎖性運動連鎖(closed kinetic chain；CKC)での運動範囲を決定する. 例えば, 脛骨大腿関節関節において, 大腿骨顆部後方部 90° 屈曲位での接触部であれば, 膝 0〜60° での OKC 運動(図6)および膝屈曲 45° 付近での CKC 運動(図7)を行う. また, 膝蓋大腿関節においては, 大腿骨滑車 60° 屈曲位での接触部であれば, 膝 0〜30°(図8)および 90° 以上の膝屈曲域での OCK 運動(図9)と膝屈曲 45° 付近での CKC 運動を行う(図7).

膝関節機能の改善とともに, 損傷部位への負担を軽減させる身体動作の獲得も重要である. 脛骨大腿関節での損傷であれば, 荷重動作時の衝撃吸収能力の低下および膝内外反および回旋動揺性が

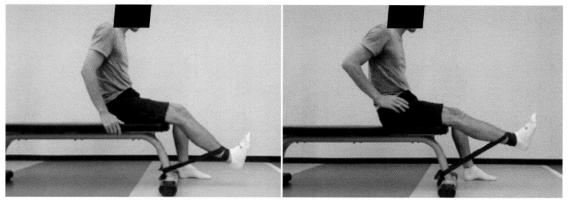

図 8. 膝 30～0°での OKC 膝伸展運動

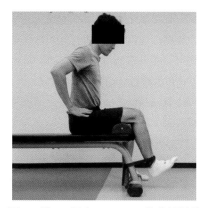

図 9. 膝 90°以上での OKC 膝伸展運動

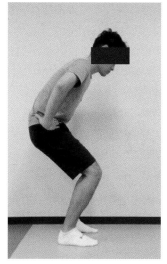

図 10. 後方重心スクワット姿勢

患部へのストレス増大の要因となっている可能性が考えられるため，股関節および足部・足関節機能を詳細に評価する．機能低下がみられる場合は，衝撃吸収能力の改善および膝安定性獲得のための機能改善をはかる．具体的には，足部機能として後脛骨筋などの強化，足関節機能として足関節背屈可動域改善や底屈筋力強化，股関節機能として股関節伸展・内外転・内外旋筋力強化が考えられる．また，体重過多も脛骨大腿関節への負担軽減となり得る要素であるため，減量についての介入も検討すると良い．膝蓋大腿関節での損傷であれば，荷重動作時の膝屈伸運動において後方重心となっている可能性が考えられるため（図10），その要因の有無を評価する．特に，足関節機能を詳細に評価する．足関節の背屈制限は要因の1つとして考えられ，足関節背屈可動域の改善が重要である．

　水腫が落ち着いてくる術後3～4か月頃から軽いジョギングなどを許可する．リハビリテーショ

ンの進め方は培養軟骨細胞移植とほぼ同様となるため，詳細は培養軟骨細胞移植のリハビリテーションの部分で記載する．

2．骨軟骨柱移植

　手術の特性上，骨髄刺激法と同様に術後に関節腫脹（血腫）は必発する．術後早期の対応については前記の骨髄刺激法を参考にしていただきたい．

　骨軟骨柱がある程度周囲の骨と癒合するまでの期間は移植部に負担かかからないように注意して行う．方法の詳細は前述の骨髄刺激法を参考にしていただきたい．骨癒合が得られ，母床が安定してきたら，少しずつリハビリテーションの強度を上げていくが，移植した軟骨柱の表層の軟骨と周囲の軟骨の癒合が進むまでの期間や，複数の骨軟骨柱を移植した場合は，移植した骨軟骨柱の間隙

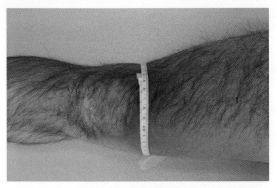

図 11. 膝周径計測

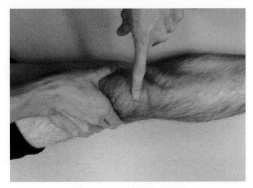

図 12. 膝蓋跳動の確認

の修復が十分に進むまでの期間は強度をコントロールする．強度のコントロールについては，術者による詳細な評価および判断が拠り所となるが，膝関節腫脹の程度は関節内の状態を把握する重要な情報であると考える．そのため，腫脹の評価は周径計測(**図 11**)や膝蓋跳動などの触診(**図 12**)で詳細かつ頻回に確認しながら進める．

脛骨大腿関節の荷重領域の損傷の場合，術後約3～4週非荷重とし，6～8週で全荷重とする．可動域訓練は，術後1週以内に開始し，特に制限を要しないことが多いが，荷重や可動域の進め方は病巣の大きさに応じて調整する．水腫がなく筋力が回復していれば術後3か月からジョギングを許可する．スポーツ復帰の目安は術後6か月以降とする．骨癒合が得られる期間で比較的積極的に負荷がかけられる．

3．培養軟骨細胞移植術

初期は移植した軟骨細胞が母床の生着と成熟過程の初期になるため，移植部への過度の負荷を避けた慎重なリハビリテーションが必要となる．特に移植部に過度の剪断力がかかると，移植した軟骨の剥離を招く危険性があるため十分注意が必要である．損傷部の部位や位置により，負荷がかかる角度が異なるため，主にどの範囲・角度で負担がかかるかを考慮してリハビリテーションを行う（方法の詳細は前述の骨髄刺激法を参考）．

筆者らの施設では，脛骨大腿関節の荷重領域では約4週非荷重とし，7～8週で全荷重としている．膝蓋大腿関節では，伸展位での荷重は術後1～2週の比較的早期から許可するが，屈曲位での荷重を避けるようにしている．このため初期は，

ニーブレースなどを着用して荷重を許可する．荷重開始の時期については術後2週から体重の20%程度を許可している報告も多く，軽めの荷重は2週以降である程度許容されると思われる[3]．また，全荷重の時期については無作為化比較試験で早期荷重と慣習的な遅めの荷重プロトコールを使用の2群に分けた無作為化試験の報告がいくつかあるが，その成績には差がなかったと報告されている[4]～[7]．また，近年では，術後6週に全荷重とした群と8週で全荷重とした群の無作為化比較試験が報告されている．術後1年や2年での成績は，術後6週で全荷重とした群は画像評価での悪化傾向がなく臨床スコアが良好な傾向であったと報告されており，6週頃での全荷重も可能と考えられる[8]．

術後早期から2～3か月程度は主に筋活動の活性化や可動域の拡大を目指す．過去の報告では，continuous passive motion(CPM)が軟骨修復を促進することや関節内環境を改善することを報告している基礎的研究[9]もあり，入院中であれば，CPMは有効と考える．荷重は，疼痛，腫脹，関節水腫などを目安にコントロールを行う．運動負荷強度のコントロールについては，前述の骨軟骨柱移植と同じく，周径計測(**図 11**)や膝蓋跳動などの触診(**図 12**)で詳細かつ頻回に腫脹の評価を行いながら進める．ジョギングは術後4～6か月頃から許可し，軽いスポーツ動作は7～8か月程度で考慮し，スポーツ復帰は術後1年以降で許可する[10]．いずれの過程においてもリハビリテーション期間中は腫脹の程度を見極めながら運動負荷を慎重にかけていく．

文　献

1) Mithoefer K, et al：Current concepts for rehabilitation and return to sport after knee articular cartilage repair in the athlete. *J Orthop Sports Phys Ther*, **42**：254-273, 2012.
   Summary　膝関節軟骨修復術後のリハビリテーションとスポーツ復帰について3つの段階に分けて進め方の概念を述べた論文.

2) Krych AJ, et al：Return to sport after the surgical management of articular cartilage lesions in the knee： a meta-analysis. *Knee Surg Sports Traumatol Arthrosc*, **25**：3186-3196, 2017.
   Summary　膝関節軟骨損傷に対する軟骨修復術後のスポーツ復帰率やスポーツ復帰の時期について調べたメタアナリシス.

3) Hambly K, et al：Autologous chondrocyte implantation postoperative care and rehabilitation：science and practice. *Am J Sports Med*, **34**：1020-1038, 2006.
   Summary　培養軟骨細胞移植術後のリハビリテーションの基本概念を生物学的治癒過程と生体力学的な観点から述べた論文.

4) Wondrasch B, et al：Effect of accelerated weightbearing after matrix-associated autologous chondrocyte implantation on the femoral condyle：a prospective, randomized controlled study presenting MRI-based and clinical outcomes after 5 years. *Am J Sports Med*, **43**：146-153, 2015.
   Summary　培養軟骨細胞移植術後8週以降で全荷重とする群と11週以降で全荷重とする2群に分けた無作為化比較試験の術後5年時の成績に関する報告.

5) Ebert JR, et al：A randomized trial comparing accelerated and traditional approaches to postoperative weightbearing rehabilitation after matrix-induced autologous chondrocyte implantation：findings at 5 years. *Am J Sports Med*, **40**：1527-1537, 2012.
   Summary　培養軟骨細胞移植術後8週以降で全荷重する群と11週以降で全荷重とするリハビリテーションプロトコールを使用する2群に分けた無作為化比較試験の術後5年での成績に関する報告.

6) Edwards PK, et al：Accelerated weightbearing rehabilitation after matrix-induced autologous chondrocyte implantation in the tibiofemoral joint：early clinical and radiological outcomes. *Am J Sports Med*, **41**：2314-2324, 2013.
   Summary　培養軟骨細胞移植術後6週で全荷重と8週で全荷重とするリハビリテーションプロトコールを使用する2群に分けた無作為化比較試験の術後12か月の結果報告.

7) Ebert JR, et al：Two-Year Outcomes of a Randomized Trial Investigating a 6-Week Return to Full Weightbearing After Matrix-Induced Autologous Chondrocyte Implantation. *Am J Sports Med*, **45**：838-848, 2017.
   Summary　培養軟骨細胞移植術後6週で全荷重と8週で全荷重とするリハビリテーションプロトコールを使用する2群に分けた無作為化比較試験の術後2年での結果報告.

8) Wondrasch B, et al： Effect of accelerated weightbearing after matrix-associated autologous chondrocyte implantation on the femoral condyle on radiographic and clinical outcome after 2 years：a prospective, randomized controlled pilot study. *Am J Sports Med*, **37**(Suppl 1)：88S-96S, 2009.
   Summary　培養軟骨細胞移植術後6週以降で全荷重と8週以降で全荷重とするリハビリテーションプロトコールを使用する2群に分けた無作為化比較試験の術後2年の成績の報告.

9) Salter RB：The biologic concept of continuous passive motion of synovial joints. The first 18 years of basic research and its clinical application. *Clin Orthop Relat Res*, **242**：12-25, 1989.
   Summary　持続的な受動関節運動により軟骨修復が促進されることを示した基礎的研究と現在使用されているCPMの開発に関する論文.

10) Della Villa S, et al：Does intensive rehabilitation permit early return to sport without compromising the clinical outcome after arthroscopic autologous chondrocyte implantation in highly competitive athletes? *Am J Sports Med*, **38**：68-77, 2010.
   Summary　培養軟骨細胞移植術後に4段階に分けた集中的はリハビリテーションプログラムを行った運動選手と1段階のみのプログラムを受けた非運動選手の術後成績を比較した論文. フィールドでのリハビリテーションの効果についても調べている.

Monthly Book
Orthopaedics

Vol.33 No.10

2020年
10月増刊号

整形外科診療における
注射（注入）療法のコツ

編集企画　齋田 良知（順天堂大学准教授）

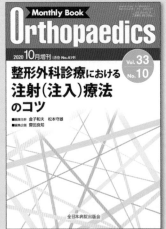

明日からの外来診療で使える、
達人の注射・注入の"マイ・メソッド"を紹介！
著者のオリジナルがたっぷりと詰まった、
比類なき特集号！

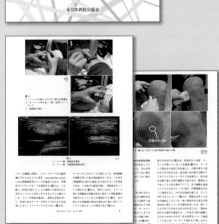

詳しくは
こちら！

- 2020 年 10 月増刊号
- B5 判　222 ページ
- 定 価
  （本体価格 5,800 円＋税）

全日本病院出版会
〒113-0033　東京都文京区本郷 3-16-4　Tel：03-5689-5989
www.zenniti.com　　　　　　　　　　　Fax：03-5689-8030

MB Med Reha **No.258**：**55-62**, 2021

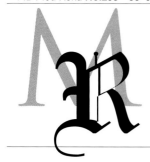

特集／膝関節リハビリテーション診療マニュアル

変形性膝関節症に対する保存治療

阿部里見*

Abstract　変形性膝関節症(膝 OA)は，関節軟骨の変性や摩耗から始まり，進行すると骨増殖性変化を生じ，関節の変形に至る疾患である．しかし，診断基準が明確でなく，評価は X 線が主体である．近年では，「早期 OA」の概念が提唱され，大規模コホート研究により，膝 OA のより詳細な病態と進行要因が，さらに明らかになってきた．膝 OA の保存治療は，エビデンスのない民間療法なども未だ広く行われている．膝 OA の知識をアップデートし，エビデンスに基づいて作成されたガイドラインを用いて保存治療を行うことで，症状緩和や機能改善につながり，リハビリテーションが予防の可能性を含めた治療法として発展することに期待したい．本稿では，保存治療におけるリハビリテーションの現時点でのエビデンスと，実際の手技について概説し，リハビリテーション治療の効果と課題を考察し，外科治療の判断の一助となることにも期待する．

Key words　変形性膝関節症(knee osteoarthritis)，運動療法(physical therapy)，運動(exercise)，保存治療(non-surgical management)，ガイドライン(guidelines)

変形性膝関節症に対する
リハビリテーションの意義

　変形性膝関節症(膝 OA)は，関節軟骨の退行性変性を基盤に，荷重や可動による関節構造体への負荷が加わり，疼痛や日常生活動作の障害をきたす疾患である．さらに膝 OA に伴う慢性疼痛は，破局的思考や抑うつ状態を生じ得ると報告されている．

　近年，MRI やエコー，関節鏡を用いた病態解析が進み，膝 OA では X 線変化が出現する以前から，軟骨以外の半月板(変性断裂や逸脱など)，軟骨下骨(骨髄の信号変化)や滑膜(局所滑膜炎や水腫)にも多くの変化を生じ，これらの変化が痛みや進行に関与することが明らかとなり，「早期 OA」の概念として注目されている[1]．本邦を含めた大規模コホート研究を通じて，より早期に診断

と治療介入を行うことで予後を改善させることが期待されており，膝 OA に対するリハビリテーションは，予防の可能性を含めた治療法として注目されている．したがって，早期 OA から，構造的にもキネマティクスも変化した末期 OA まで，様々なステージにおけるリハビリテーションは，新しい概念に基づいたエビデンスの蓄積が重要である．

　また，膝 OA に伴う変性半月板損傷に対する治療においても，運動療法は関節鏡視下部分半月板切除術に劣らないと報告され，ホームエクササイズや理学療法介入の有用性が示され[2]，さらに高いエビデンスレベルの研究が求められている．

　膝 OA に対する運動療法の作用機序は，膝関節安定化などの力学的なバイオメカニカルな作用や，関節構成体の生理学的および生化学的な作用，慢性炎症の抑制作用が示唆されているが，未

* Satomi ABE，〒 078-8510 北海道旭川市緑が丘東 2-1-1-1　旭川医科大学整形外科学講座，学内講師

だ不明な部分が残されている．また，長期間の運動負荷による軟骨や骨など組織学的な影響についても十分に明らかにされてはいない．

リハビリテーション治療のエビデンスと位置づけ

膝 OA の診療ガイドラインは，既存のエビデンスに基づいて作成されており，各種治療のエビデンスレベル，症状に対する効果量（effect size），専門家による推奨度（strength of recommendation）を提示しているものが多い．定期的に改訂が行われるが，2019 年に改訂された Osteoarthritis Research Society International（OARSI）の膝 OA ガイドライン[3)]では，病期や合併症（消化器，心血管，フレイル，痛覚過敏やうつ病）にかかわらず，患者教育，陸上運動（筋力訓練，有酸素運動，バランスや神経筋訓練，もしくは，太極拳やヨガなどの mind-body exercise），減量を，保存治療におけるコア治療としている．また，レベル 1B（75％以上の賛成と 50％以上の条件付き推奨）として，水中運動，歩行補助具，自己調整プログラムが推奨されている．痛覚過敏やうつ病の合併症例には，これらに加えて，認知行動療法が推奨されている．水中運動は，疼痛や他覚的機能が非常に改善するという中等度のエビデンスがあるものの，利便性や経済面からコア治療とはならなかった．

OARSI 勧告（2008 年）に基づいた日本整形外科学会（JOA）ガイドライン（2012 年）[4)]や，米国整形外科学会（American Academy of Orthopaedic Surgeons；AAOS）（2013 年）[5)]，欧州リウマチ学会（European League Against Rheumatism；EULAR）（2013 年），英国国立医療技術評価機構（National Institute for Health and Care Excellence；NICE）（2014 年），Ottawa Panel（2017 年）[6)〜8)]，米国リウマチ学会（Arthritis Care Res；ACR）[9)]のガイドライン（2019 年）でも同様に，教育と自己管理，運動治療，減量は，エビデンスレベルや推奨度が高く，疼痛や機能の改善が報告されている．

日本人用に適合化して作成された JOA ガイドライン（2012 年）[4)]や日本理学療法士学会のガイドライン（2011 年）[10)]では，基となる論文が多数提示されている．本項では，JOA ガイドライン（2012 年）のエビデンスレベル（LoE）と推奨度（［］内は推奨の強さ）に，近年 3 年間の randomized controlled trial（RCT）やメタアナリシス，システマティックレビューと 2019 年に改訂された ACR ガイドライン[9)]を参照し，リハビリテーションのエビデンスを概説する．

1．教 育

教育は，JOA ガイドラインでは LoE は I a（RCT のメタアナリシス）で推奨度 A［94％］である．治療の目的と生活様式の変更，運動療法，減量，関節への負担軽減に関する情報の提供を行うことにより，医療費や疼痛の軽減，身体機能や QOL の改善などの効果が報告されている．ACR ガイドライン（2019 年）では，個人やグループでのゴール設定や問題解決などを，医師や看護師，理学療法士やセラピスト等による，直接対面やオンラインで行う週 3 回（2〜6 回）のセッションをレビューし，自己管理プログラムを強く推奨している．

2．運動療法

運動療法は，JOA ガイドラインでは LoE は I a で推奨度 A［94％］であり，筋力増強運動や可動域運動，有酸素運動，バランス訓練，太極拳やヨガ，水中運動は，質の高いエビデンスがあり，強く推奨されている．筋力増強運動は，複数のガイドラインで強く推奨されており，非荷重位での大腿四頭筋単独の訓練から開始し，負荷量を増やし，荷重位の運動へと進めるとされているが，非荷重位でも荷重位でも疼痛緩和や機能改善に軽度から中等度有効であることが明らかになっている[7)]．筋力増強運動に加えて，ストレッチは，可動域制限のみならず，痛みや歩行などの膝関節機能の改善に効果がある．静的ストレッチあるいは PNF（proprioceptive neuromuscular facilitation）ストレッチの，いずれのストレッチ施行群も疼痛

と活動が向上したと報告されている．運動療法における痛み，機能やQOLの改善効果は，約2か月で最大であり，その後ゆっくり減少し9〜18か月持続すると報告されている[11]．有酸素運動には，ウォーキングやランニング，固定式自転車があるが，ウォーキングの有効性は多数報告されている．運動習慣や痛みの有無に合わせて，歩行量や歩行スピードを調整し，可能であれば，最高心拍数の50〜70%の運動強度（スピードウォーキング）で20〜60分実施すると効果的である[8]．有酸素運動は，疼痛緩和に有効で機能改善にも中等度有効であり効果は2〜6か月持続すると報告されている[8]．また，片脚立位やタンデム歩行（継ぎ足歩行），後ろ向き歩行やサイドステップ歩行などを含むバランス運動は，RCTで疼痛と身体機能の改善を認め[12]，転倒リスクの軽減が期待されている．太極拳（Tai Chi）やヨガ（Yoga）は，近年のメタアナリシスでは疼痛，こわばり，機能，QOL改善の効果は軽度であり，エビデンスレベルは低い．ACRガイドライン（2019年）では，太極拳は'強く推奨'，ヨガは研究が少ないことより'条件付き推奨'となっている．ポーズに対する膝関節の内反モーメントや大腿四頭筋力などバイオメカニカルな効果も多数報告されているが，リラクセーションや呼吸法，集中法が，神経や免疫システムに与える効果にも期待されている．膝OAに対する水中運動は，近年のメタアナリシスでは疼痛，歩行や運動障害，QOLの改善が陸上運動と差がないこと，水中運動のほうがアドヒアランスと満足度が高く，スポーツ活動がより向上すると報告されている[13]．また，水中運動は，低負荷で，可動域訓練の要素も含むとされる[9]．

3．理学療法

症候性の膝OA患者の理学療法士への紹介は，JOAガイドラインではLoEはⅣ（委員会の報告や見解，第一人者の臨床経験，その両者）であり，推奨度B［86%］である．理学療法により，短期間（8週間）ではあるが，疼痛，身体機能とQOLを改善したとの報告や，RCTでは4週のプログラムに

より最長1年間のWOMAC（Western Ontario and McMaste Universities Osteoarthritis Index）スコアが改善したことが報告されている．膝OA患者は，多関節の障害を持つことも少なくなく，理学療法士の介入により，膝関節局所のみではなく，股関節や足関節を含む下肢関節の運動連鎖や体幹を含めた姿勢制御の異常の有無を評価し，患者個々の運動効果を確認し，運動プログラムや運動強度の決定が重要である．加えて近年では，エコーを用いて，筋肉の伸張性や滑走および膝蓋下脂肪体の線維化（形態変化）などを評価する報告も多い．内側型膝OA患者では，膝のスクリューホーム運動が破綻していることが報告されており，疼痛受容器が豊富に存在する膝関節の滑膜，脂肪体や筋肉の異常なストレスの軽減を目的としたマニピュレーションや，関節や神経モビライゼーション，ストレッチ，マッサージといった徒手療法（manual therapy）により，疼痛や可動域が改善した報告は多数認められる[14]．ACRガイドライン（2019年）では，運動単独よりも運動に併用した徒手療法が'条件付き推奨'，マッサージも症状改善に'条件付き推奨'とされるが，より高いエビデンスレベルの研究が期待される．

4．減　量

減量は，JOAガイドラインのLoEはⅠa，推奨度A［96%］であり，体重過多の膝OA患者には減量し体重をより軽く維持することが推奨されている．平均6.1 kg（4.7〜7.6 kg）の減量で疼痛緩和と身体機能の改善が軽度得られており，メタアナリシスでは，5%以上の減量，もしくは週0.24%以上の減量で身体機能が有意に改善するとされている．しかし，2.4 kgの減量で約7.5%の大腿四頭筋力低下も報告されていることから，筋力低下をきたさないことが重要であり，近年のメタアナリシスでは，減量と運動療法の併用にこそ，中程度の疼痛改善を認めている[15]．

5．補助具および装具

歩行補助具は，JOAガイドラインのLoEはⅣであるが，生体力学的な効果が支持されて推奨度

A［94%］である．ACR ガイドライン（2019 年）では，1 か所もしくは多関節障害により歩行に大きな影響を与えている場合や，関節不安定性や疼痛がある場合は，杖を‘強く推奨’としている．

膝装具は，JOA ガイドラインの LoE は I a，推奨度 B［76%］であり，軽度から中等度の内反または外反がみられる OA 患者において，疼痛を緩和し，安定性を改善し，転倒のリスクを低下させるとしている．近年のメタアナリシスでも，軟性装具は，疼痛と機能に対し中等度の効果を，短期でも長期間でも認めている．一方，内側型 OA に対するオフロード装具のシステマティックレビューでは，疼痛の緩和の改善は認めるものの，機能的向上は明確ではないとしている．ACR ガイドライン（2019 年）では，脛骨大腿関節の膝装具は，コンプライアンスの良い患者には‘強く推奨’とする一方，膝蓋大腿関節の OA に対しては‘条件付き推奨’としている．

履き物についての適切な助言は，JOA ガイドラインの LoE は IV，外側楔状足底板は I a であり推奨度 B［81%］である．近年のシステマティックレビューとメタアナリシスでは，外側楔状足底板は，歩行周期における膝の内反モーメントや足関節などへの影響を与えるが研究手法が様々で，疼痛や関節機能向上へのエビデンスは乏しいとしている．ACR ガイドライン（2019 年）では，外側楔状足底板の明確な効果は示されていないとして，‘条件付き推奨’としている．

6．物理療法

物理療法については，温熱療法は JOA ガイドラインの LoE が I a，推奨度 C［63%］で症状緩和に有効とされ，経皮的電気刺激療法（TENS）は LoE が I a，推奨度 C［46%］で短期的な疼痛コントロールの一助となるとしている．ACR ガイドライン（2019 年）では，温熱療法は‘条件付き推奨’，TENS は‘強く推奨’，針治療は‘条件付き推奨’としている．

実際の手技，ホームエクササイズ

ホームエクササイズを含む運動療法は，様々な RCT を基に複数のガイドラインにおいて強く推奨されており，高齢者でも早期 OA 患者でも，疼痛や機能の改善に有効であったと報告されている．しかし，最適な運動強度や回数など詳細な運動プログラムは，標準化されていない．本項では JOA や AAOS が推奨するトレーニングに準じ，筋力訓練とストレッチの方法と効果を説明するが，前述したようにウォーキングやバランス運動，水中運動などを組み合わせることで複合的な効果が期待できる．

1．筋力訓練

筋力訓練は，10 回を 1 セット，1 日 3 セットから徐々に増やしていき，アイソメトリック運動では 1 回 5〜10 秒とする．最大反復回数（repetition maximum；RM）により低強度（low-intensity resistance training）と高強度（high-intensity resistance training）を比較した報告は散見され，年齢や筋萎縮の状態が様々ではあるものの，低強度（50〜60%，10 RM）でも，疼痛や機能や筋力などで有効性を認めている．高強度の運動のほうが筋力増強効果はより高かった報告する論文もあるが，疼痛の発生も報告されており，個々に応じて徐々に増加することが望ましい．

大腿四頭筋のエクササイズは，下肢伸展挙上運動（図 1），座位で行うレッグエクステンション（図 2）と，大腿四頭筋セッティング（パテラセッティング）（図 3）である．大腿四頭筋筋力は，膝 OA の進行とともに低下すると報告されており，筋力訓練の効果は高い．十分な効果を得るには，筋力を 30% 以上増加させることが重要とされる[16]．下肢伸展挙上運動に必要な筋力は，大腿四頭筋の最大筋力の 1/3 以下と報告され，非荷重位で疼痛が少ない．レッグエクステンションは，重錘バンドなどで負荷量を調整することも可能である．大腿四頭筋セッティングは，大腿四頭筋の等尺性収縮であるが，特に大腿四頭筋の広筋群の筋力増強のほ

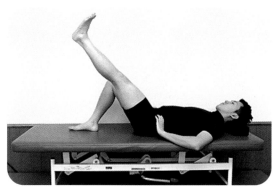

図 1. 下肢伸展挙上運動
膝を伸展させたまま挙上させる. 可能であればお腹をへこませるように力を入れ, 骨盤が動かないよう固定する.

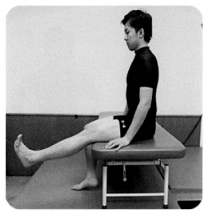

図 2. レッグエクステンション
座面に大腿全体を着け, 最終可動域まで伸展させる.

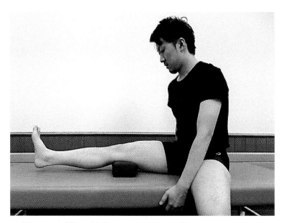

図 3. 大腿四頭筋セッティング（パテラセッティング）
座位もしくは仰臥位で, 膝の下にタオルを入れ, 踵を離すように膝を伸展させる運動. 手で大腿の筋収縮を確認しながら行うと良い. 大腿四頭筋とハムストリングが持続的に同時収縮するが, タオルをつぶすように促すよりも踵を浮かすように促したほうが大腿四頭筋の収縮が得やすい.

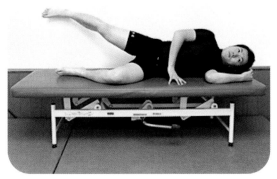

図 4. 側臥位での下肢挙上
股関節中間位のまま膝伸展位で下肢を挙上させる. 腰部による代償運動に注意する.

か, 屈曲拘縮の改善, 膝蓋骨のモビライゼーションおよび滑走の改善, 水腫の改善が示されている. 近年では, 内転筋群の訓練も含めた大腿四頭筋のアイソメトリック運動は, 1か月後から疼痛や機能の改善が認められたと報告されている[17].

股関節外転筋のエクササイズは, 側臥位での下肢挙上運動（**図4**）であり, 中殿筋, 大殿筋, 小殿筋, 外転筋, 大腿筋膜張筋を強化する. 股関節外転筋も, 膝OAでは低下し, 外転筋力の低下は, 膝OAの進行を早めると報告されている. 外転筋

力訓練は, 疼痛や機能の改善が示されており, 近年のRCTでは大腿四頭筋訓練との併用での効果を示している. また, 股関節周囲筋力の低下は, 膝OAを発症していない無症状の動的外反膝との関係が報告されており, 外反変形を伴う外側型膝OAでは特に重要と考えるが, 外側型膝OAは病因も様々であり, 外反膝OAに特化したエビデンスレベルが高い運動療法は示されてない. 近年, コアトレーニングを用いたRCTでは, 脊椎骨盤-股関節の筋群（コアマッスル）と下肢の運動連鎖に着目しており, 短期間であるが膝OAの疼痛改善に有効であったと示されている[18].

スクワット（**図5**）は, 膝関節屈伸運動であり, 主動筋である大腿四頭筋と大腿二頭筋といった拮抗筋が同時に収縮する荷重下での閉鎖運動連鎖

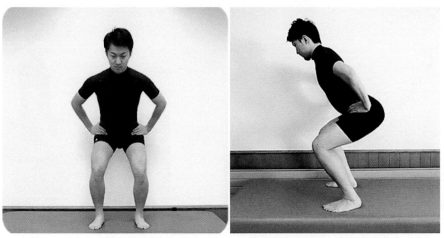

図 5. スクワット
つま先より膝を出さず，骨盤を前傾させて股関節・膝関節を屈曲させる.

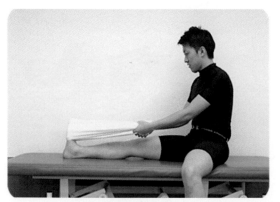

図 6. 下腿三頭筋ストレッチ①
膝伸展位にてタオルをつま先にかけ，手で牽引して足部を背屈させ下腿三頭筋を伸長させる.

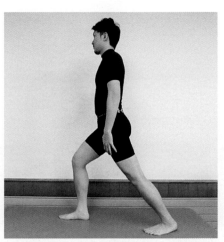

図 7. 下腿三頭筋ストレッチ②
膝伸展位をとり，踵を浮かせず足部を背屈させる．つま先の向きで伸張される筋肉が異なる.

（closed kinetic chain；CKC）トレーニングである．CKC トレーニングは，筋肉の求心性と遠心性のダイナミックな効果と ADL に即したバランス，感覚，巧緻性など，荷重下での筋力と協調性といった複合的な効果が期待できる．スクワットは，立位時の重心の前後位置の違いで，大腿四頭筋とハムストリングの筋活動と同時収縮の割合が変化し，床反力と膝回転中心の距離からなるモーメントアームも変化し膝蓋大腿関節への圧が異なるため，体幹の角度や足底の荷重位置，膝蓋骨の位置に留意する.

2．ストレッチと可動域訓練

ストレッチは，大腿四頭筋，鵞足，ハムストリング，腓腹筋が主なターゲットであり，伸張反射を抑制して行う静的ストレッチや，相反神経支配

を活かした拮抗筋の自動運動がある．膝 OA の変化は関節軟骨のみならず関節包，靱帯，筋肉など関節周囲の炎症や退行性変化を引き起こし，屈曲や伸展，回旋の可動域制限を引き起こす．ストレッチは可動域の改善による関節機能の改善のほか，疼痛の緩和への効果も報告されている．可動域訓練やストレッチングの単独実施は推奨されていないため，有酸素運動や筋力増強運動と組み合わせて行う.

ハムストリングと下腿三頭筋の静的ストレッチには，座位もしくは仰臥位で足関節の背屈させるストレッチがある（**図 6**）．足関節の自動底背屈運動は，下腿浮腫や血栓予防としても有効とされて

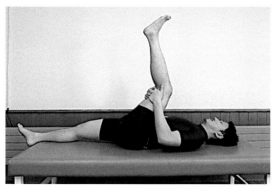

図 8. ハムストリングストレッチ
大腿前面を胸につけ，大腿後面で手を組み，膝を
伸展させる．

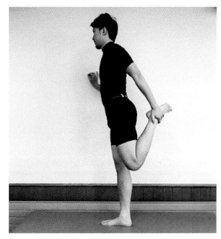

図 9. 大腿四頭筋ストレッチ
立位にて足首を掴み，股関節は伸展位
の状態から，膝を屈曲させる．

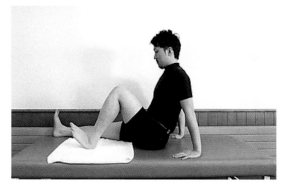

図 10. 自動膝関節屈曲運動
仰臥位もしくは座位で踵の下にタオルを置き，
滑らせるように膝を曲げる．

いる．また，立位で足関節を背屈させ下腿三頭筋
を伸張させる下腿三頭筋ストレッチがある（**図
7**）．いずれの運動も，つま先の向きで伸張する筋
肉が異なる．また，仰臥位となり大腿後面を持ち，
下肢を床から胸のほうへ持ち上げるハムストリン
グストレッチがある（**図 8**）．さらに，大腿四頭筋
のストレッチは，椅子や壁を用いてバランスをと
り，踵が殿部に付くように膝を曲げるストレッチ
などがある（**図 9**）．

　膝関節を曲げる訓練は，踵の下にタオルなどを
置き，踵を滑らせて膝を曲げる運動（**図 10**）や，湯
船の中で，踵を滑らせて膝を曲げる運動がある．

文　献

1) Luyten FP, et al：Definition and classification of
　early osteoarthritis of the knee. *Knee Surg Spo-
　rts Traumatol Arthrosc*, **20**：401-406, 2012.

　Summary　早期変形性膝関節症を提唱し定義した．
2) Safran-Norton CE, et al：A consensus-based
　process identifying physical therapy and exer-
　cise treatments for patients with degenerative
　meniscal tears and knee OA：the TeMPO phy-
　sical therapy interventions and home exercise
　program. *BMC Musculoskelet Disord*, **4**：2-11,
　2019.

　Summary　変性半月板治療における診療のコンセ
　ンサスは未だ確立していないが，RCT 研究をま
　とめ，膝 OA に伴う変性半月板治療の運動療法を
　標準化し報告した．
3) Bannuru RR, et al：OARSI guidelines for the
　non-surgical management of knee, hip, and
　polyarticular osteoarthritis. *Osteoarthritis Carti-
　lage*, **27**：1578-1589, 2019.

　Summary　JOA ガイドライン作成において参照し
　た OARSI ガイドライン（2008 年）の最新の改訂版
　（2019 年）．
4) OARSI によるエビデンスに基づくエキスパート
　コンセンサスガイドライン（日本整形外科学会変
　形性膝関節症診療ガイドライン策定委員会によ
　る適合化版）第 2 版, 2012.
5) American Academy of Orthopaedic Surgeons：
　Summary of Recommendations for the Treat-
　ment of Osteoarthritis of the Knee, 2013.
6) Brosseau L, et al：The Ottawa panel clinical
　practice guidelines for the management of knee
　osteoarthritis. Part one：introduction, and mind-
　body exercise programs. *Clin Rehabil*, **31**：582-
　595, 2017.
7) Brosseau L, et al：The Ottawa panel clinical

practice guidelines for the management of knee osteoarthritis. Part two：strengthening exercise programs. *Clin Rehabil*, **31**：596-611, 2017.

8) Brosseau L, et al：The Ottawa panel clinical practice guidelines for the management of knee osteoarthritis. Part three：aerobic exercise programs. *Clin Rehabil*, **31**：612-624, 2017.

9) Kolasinski SL, et al：2019 American college of rheumatology/arthritis foundation guideline for the management of osteoarthritis of the hand, hip, and knee. *Arthritis Care Res*(*Hoboken*), **72**：149-162, 2020.

10) 日本理学療法士学会：5. 変形性膝関節症. 理学療法ガイドライン第1版, 2011.〔http://www.japanpt.or.jp/upload/jspt/obj/files/guideline/11_gonarthrosis.pdf〕

11) Goh SL, et al：Efficacy and potential determinants of exercise therapy in knee and hip osteoarthritis：A systematic review and meta-analysis. *Ann Phys Rehabil Med*, **62**：356-365, 2019.

12) Takacs J, et al：Dynamic balance training improves physical function in individuals with knee osteoarthritis：A pilot randomized controlled. *Trial. Arch Phys Med Rehabil*, **98**：1586-1593, 2017.

13) Dong R, et al：Is aquatic exercise more effective than land-based exercise for knee osteoarthritis? *Medicine*, **97**：2-13, 2018.

14) Bartholdy C, et al：The role of muscle strengthening in exercise therapy for knee osteoarthritis：A systematic review and meta-regression analysis of randomized trials. *Semin Arthritis Rheum*, **47**：9-21, 2017.

15) Hall M, et al：Diet-induced weight loss alone or combined with exercise in overweight or obese people with knee osteoarthritis：A systematic review and meta-analysis. *Semin Arthritis Rheum*, **48**：765-777, 2019.

16) Xu Q, et al：The effectiveness of manual therapy for relieving pain, stiffness, and dysfunction in knee osteoarthritis：A systematic review and meta-analysis. *Pain Physician*, **20**：229-243, 2017.

17) Huang L, et al. Effects of quadriceps functional exercise with isometric contraction in the treatment of knee osteoarthritis. *Int J Rheum Dis*, **21**：952-959, 2018.

18) Hernandez D, et al：Efficacy of core exercises in patients with osteoarthritis of the knee：A randomized controlled clinical trial. *J Bodyw Mov Ther*, **23**：881-887, 2019.

MB Med Reha **No.258**：**63-72**, 2021

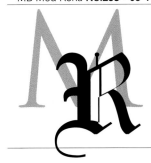

特集／膝関節リハビリテーション診療マニュアル

膝周囲骨切り術のリハビリテーション治療

齊藤英知[*1]　島田洋一[*2]　宮腰尚久[*3]

Abstract　膝周囲骨切り術は，膝のアライメントを大きく矯正することで，膝関節機能を再獲得する手術である．術後の活動性の制限もなく，屈曲可動域の再獲得率も高く，スポーツ愛好家や深屈曲を要する生活様式の方でも満足度の高い方法である．膝周囲骨切り術には，様々な方法があり，また特徴を有する．リハビリテーションにあたっては，その特徴を深く理解し，行うことが重要である．

Key words　膝周囲骨切り術(around knee osteotomy)，術後リハビリテーション(postoperative rehabilitation)，膝(knee)，変形性膝関節症(knee osteoarthritis)

はじめに

　膝周囲骨切り術のリハビリテーションは，変形性膝関節症の保存治療や人工膝関節置換術のリハビリテーションと同様に，術前の体幹，股関節，足関節の筋力や可動域，機能評価を行うことが重要である．また，骨切り術により，ダイナミックに荷重軸が移動するため，筋活動の変化，足部への影響，膝伸展機構に対する影響を，周術期の疼痛管理，深部静脈血栓症(deep venous thrombosis；DVT)の予防とともに考慮する必要がある．骨切り部の骨癒合は，術後の荷重量や活動量の管理に非常に重要な因子となる．膝周囲骨切り術のリハビリテーションにおいて，矯正により得られた下肢アライメントの維持，骨切り部の骨癒合の獲得，膝関節機能の再獲得に主眼を置き，進めていくことが重要である[1]．

術前評価および訓練

　基本的には変形性膝関節症の保存治療に従って

行う．

1．術前評価

　歩容，筋力計測，可動域計測(股関節，足関節も含む)，体幹・骨盤・股関節機能，足関節機能を評価する．

2．患者教育

　術後の疼痛や腫脹の管理，荷重制限，杖歩行訓練，階段訓練，筋力訓練，DVTの予防を指導する．

膝周囲骨切り術[1]

1．歴　史[2]

　Gariépy により変形性膝関節症(膝 OA)に対して lateral closed wedge high tibial osteotomy (LCWHTO)(**図 1**)が関節変性を遅らせると報告され，1965 年，Coventy のステープルによる内固定を追加した LCWHTO の報告以降，多くの膝周囲骨切り術，内固定法が開発された．その後，創外固定，種々のブレードプレートが考案された．内側型膝 OA の矯正角度に関しては，術後の線維軟骨による修復という観点から，荷重軸が内側か

*1 Hidetomo SAITO，〒 010-8543 秋田県秋田市本道 1-1-1　秋田大学附属病院リハビリテーション科，助教
*2 Yoichi SHIMADA，同大学大学院整形外科，教授
*3 Naohisa MIYAKOSHI，同，准教授

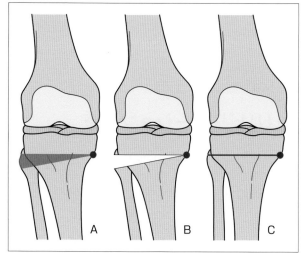

図 1. Lateral closed wedge high tibial osteotomy
　　　（LCWHTO）
腓骨頭ごと骨切除により矯正された.
● = ヒンジポイント

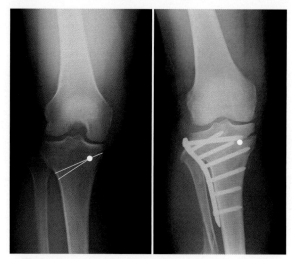

図 3. Hybrid closed wedge high tibial osteotomy
　　　（hybrid CWHTO）
　　● = ヒンジポイント

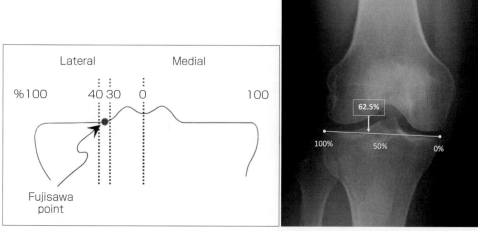

図 2. Fujisawa point
　　　脛骨プラトー長の内側から 62.5% の点

ら膝全体の幅の 62.5% を通過する点（Fujisawa point）を矯正の目標とすることが広く普及した（図2）．LCWHTO の中長期成績は，5 年で 90%，10 年で 50～90% である．LCWHTO の欠点としては，正確な術中矯正が難しく，過矯正や矯正不足となりやすく，腓骨の骨切りを要するため，術後の腓骨神経損傷やコンパートメント症候群発生のリスクがある．人工関節を要した場合，脛骨軸の軸変位のため脛骨コンポーネントの設置が難しいことである．この流れを汲む術式として hybrid

CWHTO がある（図3）．この方法は，骨切り方法に斜め骨切りと前額面の 2 面骨切りを導入したため，骨軸の軸変位が起こらないことから人工関節置換術が容易であり，ヒンジポイントが従来の内側骨皮質よりも外側にあるため，少ない骨切除量で同様の矯正が可能で，軟骨・半月板摩耗により緩んだ内側側副靱帯（MCL）の再緊張を得ることで関節が再安定化する[3]．外側ロッキングプレートで内固定することで，従来の LCWHTO に比べ早期荷重が可能となった．Debeyre らは 1951 年頃

より medial open wedge HTO(MOWHTO)を始めた．1987年には，Hernigou らが平均11.5年の長期成績を報告した．内固定にはＴプレート，骨切りgapには腸骨移植が勧められたが，強固な内固定材料がなく，安定性獲得のため腸骨移植を要するため，普及するには至らなかった．2003年にStaubli らにより開発されたロッキング機構を持つプレートを用いた水平面骨切りに前額面骨切りを加えた2面骨切りは，骨移植不要なうえに，早期荷重が可能で，術中の矯正角度も維持され，骨癒合率も高く，急速に普及した．高度な内反膝では，術後の生理的関節面傾斜を獲得し，大きい矯正を2か所に分散できるMOWHTOに外側閉鎖式大腿骨遠位外反骨切り術(lateral closed wedge distal femoral osteotomy；LCWDFO)を加えた骨切り術，すなわち double level osteotomy(DLO)(図4)が多く行われるようになってきた．LCWDFOも水平面骨切りと前額面骨切りの2面で骨切りを行う．外反膝に伴う外側型膝OAの多くは，大腿骨遠位関節面傾斜の減少があるため，大腿骨遠位内側閉鎖式内反骨切り術(medial

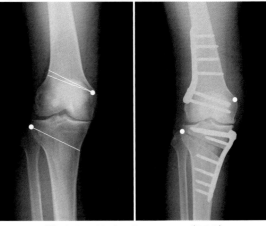

図4. Double level osteotomy(DLO)
Medial open wedge high tibial osteotomy(MOWHTO)に lateral closed wedge distal femoral osteotomy(LCWDFO)を加えた骨切り術
●＝ヒンジポイント

closed wedge distal femoral osteotomy；MCWDFO)がロッキングプレートを用いて行われている(図5)．日本で考案された骨切り術に，長崎大学の脛骨顆部外反骨切り術(tibial condylar valgus osteotomy；TCVO)がある(図6)．進行し，脛骨内側プラトーが沈下した内側型膝OAに対して行われている[4]．荷重開始許可時期[2]については手術の種類，内固定方法，外側ヒンジ骨折の有無

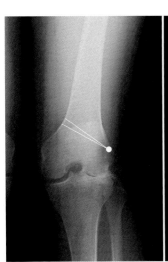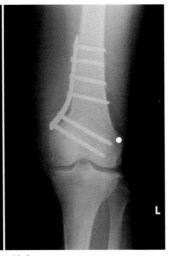

図5. 外側型変形性膝関節症に対する medial closed wedge distal femoral osteotomy(MCWDFO)
●＝ヒンジポイント

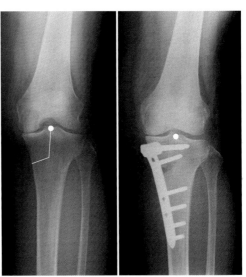

図6. 脛骨顆部外反骨切り術(tibial condylar valgus osteotomy；TCVO)
L字型骨切りから外反に矯正し，荷重軸を外側コンパートメントに移動する．
●＝ヒンジポイント

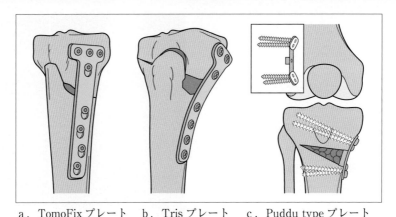

a．TomoFix プレート　　b．Tris プレート　　c．Puddu type プレート
図 7．各種プレート
ロングプレート（a，b）とショートプレート（c）に分類され，ロングプレートでは初期角度安定性に優れる．

で決定されるが，荷重時痛がある場合には，後療法は急いではならない．

2．特　徴

1）MOWHTO

TomoFix プレート（**図 7-a**）や Tris プレート（**図 7-b**）を用いた場合，ドレーン抜去後に可動域訓練開始，全荷重歩行許可できる．一方，短い Puddu type プレート（**図 7-c**）を用いた場合は，角度安定性にやや劣り，偽関節も起こり得ることから，術後 4 週から 30% 荷重，6 週で 50%，7 週で 75%，8〜9 週で全荷重が許可される．

2）LCWHTO

MOWHTO に比べると大きな矯正も可能である．ロッキングプレートを用いると，ドレーン抜去後，可動域訓練や全荷重が可能であるが，内側のヒンジ骨折が生じた場合には，痛みのために全荷重可能時期は 3〜4 週になることが多い．

3）Hybrid CWHTO

矯正により内側骨皮質の連続性が途絶し，腓骨も骨切りされるため，骨切り部は不安定である．ロッキングプレートで内固定することで，ドレーン抜去後より可動域訓練，全荷重が許可されるが，荷重時痛の軽減まで 2〜3 週を要する．

4）DLO

LCWDFO では回旋安定性が低いため，ドレーン抜去後可動域訓練を開始し，術後 3 週から 2/3 部分荷重開始，術後 4 週から全荷重開始する．内側骨皮質にヒンジ骨折が生じた場合には，仮骨形成を X 線上で確認するまで荷重制限を要する．

5）外反膝に対する MCWDFO

LCWDFO と同様にドレーン抜去後に可動域訓練を開始し，2〜4 週かけて全荷重にする．外側骨皮質にヒンジ骨折が生じた場合は，慎重に荷重を増やす．

6）TCVO

ドレーン抜去後に可動域訓練，全荷重歩行が許可できるが，荷重時痛が強いときは，プレートの設置位置不良や骨質不良が考えられることから全荷重開始時期を術後 2〜5 週にする．

ヒンジ骨折[2]

1．MOWHTO におけるヒンジ骨折（hinge fracture）[5][6]（図 8）

理想とするヒンジポイントは，近位脛腓関節の最近位である．ヒンジ骨折を生じた場合，高率に骨癒合の遷延が認められる．MOWHTO で生じた外側ヒンジ骨折には Takeuchi 分類があり，大きく 3 つに分類されている．骨癒合遷延を防止するためには，ヒンジ骨折を防止するだけでなく，プレートを真の内側に設置することも重要となる．

1）Type 1

骨折線が近位脛腓関節内およびその近位外側骨皮質に及ぶもの．骨折線が水平に近ければ，荷重は圧迫力となり，骨癒合遷延は生じないが，骨折線が，外側プラトーの外側縁に向かっているタイプでは，荷重が剪断ストレスとなり骨癒合が遷延

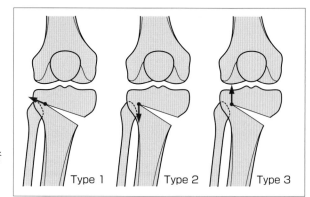

図 8.
MOWHTOにおけるヒンジ骨折
Type 2は不安定性が強い

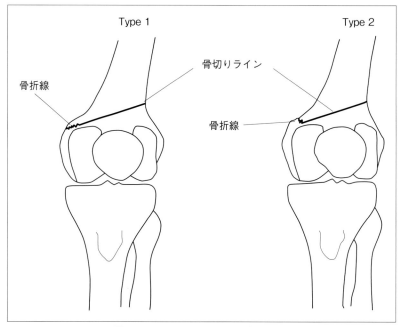

図 9. DFOにおけるヒンジ骨折分類
Type 1：骨切りラインから延長線上に骨皮質に延びるもの
Type 2：骨切りラインから近位方向の骨皮質に延びるもの
Type 1では遠位骨片が内旋しやすいので注意する.

（文献 7 より引用改変）

する場合があるので注意する.

2）Type 2

近位脛腓関節より遠位の外側骨皮質が破綻したもの. 骨切りが遠位方向で長さが不十分な場合に生じる. 非常に不安定であり, 高率に骨癒合が遷延する. このタイプでは, 荷重制限を延長し, 低出力超音波パルス療法（LIPUS）や骨粗鬆症治療を併用して, 慎重に後療法を進める. 骨折部で転位や矯正損失が生じ得る場合には, 外側にプレートを追加する.

3）Type 3

外側プラトー骨折を生じたもの. 骨切りが近位方向で長さが不十分な場合に生じる. 関節内骨折であるため転位が生じた場合には, 整復し固定する.

2．LCWDFO または MCWDFO におけるヒンジ骨折[7]（図 9）

理想のヒンジポイントは, X 線上で大腿骨骨皮質と後顆の狭部であり, 海綿骨が多く, しなりやすく, また, 多くの靱帯・筋が付着するため, ヒンジが安定する. 大腿骨は脛骨と比べ, 腓骨のサ

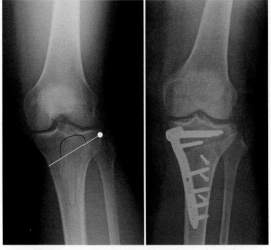

図 10. Distal tuberosity osteotomy（DTO）
MOWHTO では赤線のように前額面骨切りを行う
が，DTO では青線のように前額面骨切りを行い外
反矯正する。
DTO では脛骨粗面と膝蓋骨との距離に変化は生
じないが，MOWHTO では，脛骨粗面は脛骨の遠
位骨片の一部であるため，膝蓋骨高は低下する。
● = ヒンジポイント

ポートがないため，一度ヒンジ骨折が生じると，
著しい不安定性のため整復保持や矯正アライメン
トの維持に難渋する。整復の際，2 面骨切り type 1
と type 2 に分類され，type 1 で術後，遠位骨片が
内旋位しやすいので注意する。

1）Type 1

骨切りラインの延長線上の対側骨皮質に生じる
骨折。

2）Type 2

骨切りラインから近位方向にある骨皮質の破綻
を生じた骨折。

3．骨癒合評価[2]

MOWHTO において，X 線上，開大部（gap）が
新生骨で充填されることを gap filling という。
Gap filling の評価には，澤口の zone 分類が有用で
ある。Zone 分類とは，X 線正面像を用いて，骨切
り開大部を 4 等分し，外側から zone 1～4 とする
ものである。Gap filling の指標として，開大部で
の骨梁の連続性があり，開大部は術後徐々に外側
から骨形成が起こり，gap filling は内側へと向か
う。Zone 2 の gap filling が得られれば，抜釘可能
である。抜釘後，矯正損失することなく，gap fill-

ing は内側に進む。骨癒合遷延の危険因子は，開
大幅，type 2 ヒンジ骨折，遠位脛腓関節より遠位
方向への骨切りであり，年齢と糖尿病は危険因子
ではなかった。

4．膝蓋大腿関節への影響[2]

MOWHTO により脛骨粗面が下方に引き下げ
られることで，膝蓋大腿関節の圧上昇とその後の
軟骨損傷が懸念される[8]ことから，MOWHTO の
前額面骨切りで遠位方向に切り下げる distal
tuberosity osteotomy（DTO）（**図 10**）[9]も近年多く
行われるようになってきた[10]。この術式では，脛
骨粗面は，大腿四頭筋の牽引力にさらされるた
め，MOWHTO に比べやや不安定であることか
ら，前後方向のラグスクリュー固定が必要とな
る。術後立位歩行訓練を開始する際に，注意を要
する。

周術期

1．炎症の管理[11]

組織が損傷を受けると修復が始まり創傷治癒過
程に入るが，身体反応として炎症が生じる。炎症
は，Celsus の 4 徴（疼痛，発赤，発熱，腫脹）とし
て知られており，これに機能障害を加えて Gale-
nos の 5 徴といわれる。創傷治癒は，外傷性拘縮
の原因となるため，特に腫脹（関節外浮腫・関節水
症）のコントロールは極めて重要である。

1）炎症と癒着[12]

組織損傷と創傷治癒には凝固線溶機能が重要な
役割を果たす。手術による組織傷害により，傷害
部からケミカルメディエーター（セロトニン，ブ
ラジキニン，プロスタグランジン，ヒスタミン）が
分泌され，血管の拡張，血管透過性亢進，血漿成
分，好中球の血管外浸潤が生じ，遊走マクロ
ファージも活性化され，炎症が生じる。組織損傷
による出血が生じると，出血の制御や組織の低酸
素化により凝固系が活性化し，血管内外にフィブ
リンが沈着する。血管内フィブリンは血栓となり
止血に働き，血管外にフィブリンは損傷組織内で
細胞外基質マトリックスとなる。損傷直後に生じ

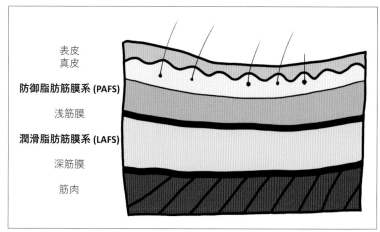

図 11.
防御脂肪筋膜系皮下組織（PAFS）と
潤滑性脂肪筋膜系皮下組織（LAFS）
運動に伴い皮膚滑走が起こる場合
は，LAFS であり，術後の癒着に注
意する．

た腫脹（浮腫）により術直後は関節運動が妨げられ
る．遊走マクロファージの表面に結合したプラス
ミノーゲンがプラスミンに変換され，蓄積した
フィブリンは分解される（線容系の亢進）．プラス
ミンにより活性化された抗炎症マクロファージが
フィブリン分解産物と壊死組織を除去する．さら
に間葉系細胞の浸潤と成長因子が活性化され，毛
細血管新生や肉芽組織形成など，組織のリモデリ
ングが進んでいく．組織欠損が大きいと多くの肉
芽組織で瘢痕が形成され（線維化），瘢痕収縮のた
め機能障害を引き起こす．

2）関節外浮腫と関節水症

手術による組織損傷と創傷治癒過程で生じる浮
腫（関節外）や関節水症の制御は，リハビリテー
ションを進めるうえで組織間の癒着の防止という
観点から極めて重要であり，修復過程に応じて関
節運動を実施し，組織の滑走ないし伸長刺激を加
えることが重要である．

3）アイシング

術後のアイシングには，血腫形成および腫脹の
抑制，2 次的組織障害の抑制，疼痛の緩和効果が
ある．0〜5℃付近のアイスパックや氷嚢を用い
て，20〜30 分施行し，10 分の中止期間をおいて間
欠的にアイシングする．冷却中の患部の感覚は，
痛み，温かい，ピリピリする，無感覚の順で経過
する．感覚がなくなった時点で運動すると疼痛軽
減下に関節運動が可能である．アイスパックは氷
点下のことがあるので低温熱傷に留意する．

4）軟部組織の滑走と癒着

皮下組織の機能解剖上，2 つに分けると，真皮

と浅筋膜に存在する皮膚側を防御脂肪筋膜系
（protective adipofascial system；PAFS）と浅筋膜
と深筋膜に存在する潤滑性脂肪筋膜系（lubricant
adipofascial system；LAFS）があり[13]（**図 11**），
LAFS の滑走性の維持や再獲得は膝可動性に重要
である．術後の皮下組織の腫脹により真皮〜表皮
が緊張すると，表皮自体も伸長され，滑走性が低
下し関節運動に負の影響があるため，腫脹の予防
の膝蓋骨周囲の圧迫包帯を術後早期から実施する
（**図 12**）．

2．疼痛管理

膝周囲骨切り術後にはアセトアミノフェン，
NSAIDs に加えて，作用部位，作用機序の異なる
鎮痛法を組み合わせた多角的疼痛管理（multi-
modal pain management）を行うことが重要であ
る．

1）アセトアミノフェン

抗炎症作用はほとんどないが，解熱鎮痛作用を
有し，一日投与量上限が 4,000 mg である．1,000
mg の静脈内投与製剤の使用は有効である．高容
量投与時は肝機能障害の出現に注意する．

2）NSAIDs

急性期の鎮痛法で，作用部位は末梢組織であ
り，COX 阻害作用により効果を発揮する．腎障害
や消化管出血などの副作用発現に注意を要する．

3）オピオイド系鎮痛薬

副作用発現頻度は高いが強力な鎮痛作用を有す
る．脳，脊髄に作用し，神経組織にあるオピオイ
ド受容体と結合し鎮痛効果を発揮する．術後の疼
痛の程度やオピオイドへの反応性は個人差が大き

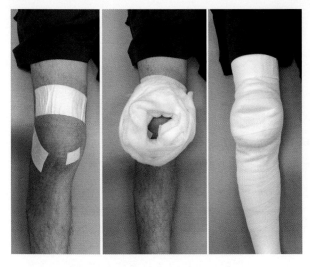

図 12.
腫脹予防のための包帯
膝蓋骨の周囲の軟部組織を綿包帯で圧迫したうえ
で，弾性包帯で圧迫を加える．

い．術後は強オピオイド（モルヒネ，フェンタニー
ル）が行われるが，悪心，嘔吐，呼吸抑制，便秘，
かゆみなどの副作用対策が重要である．弱オピオ
イド（トラマドール）も鎮痛補助薬として有効であ
る．

4）末梢神経ブロック

硬膜外ブロックに比べて硬膜外出血，膿瘍，硬
膜穿刺などの重篤な合併症がなく，また深部静脈
血栓症予防薬を併用することが可能で使いやす
い．エコーガイド下に大腿神経，坐骨神経，（閉鎖
神経）を同時に単回ブロックすることで術後 10 時
間程度の無痛が得られる．術後の足趾運動を確認
でき，かつ無痛が得られる薬剤と量を選択する．
薬剤量が多いと運動神経もブロックされ，術後の
足趾運動の確認が行えず，術者を不安にさせる．
足趾運動の維持かつ無痛を得るため，我々は，執
刀前に大腿神経と坐骨神経それぞれに 0.5％リド
カイン 5 m*l* および 0.2％ロピバカイン 5 m*l* をエ
コー下にブロックしている．

5）局所カクテル注入

手術中に関節内や周囲軟部組織に鎮痛作用を有
する薬剤の混合液（カクテル）を注射する方法で，
使用薬剤として，局所麻酔薬，NSAIDs，モルヒ
ネ，ステロイドなどがある．

6）その他の鎮痛補助薬

プレガバリンの補助的使用も有効である．

3．深部静脈血栓症の予防[2]

静脈血栓塞栓症（venous thrombo-embolism；

VTE）は，整形外科下肢手術後の合併症として問
題となる．人工膝関節置換術は，発症高リスク群
に分類されるが，膝周囲骨切り術後の発生率につ
いての報告は少ない[14][15]．スクリーニング方法と
して，血液生化学的検査（D ダイマー，可溶性フォ
ブリン）や超音波検査，造影 CT などがある．スク
リーニングで DVT が確認された場合には，術後ド
レーン抜去後より直接作用型経口抗凝固薬（direct
oral anticoagulants；DOAC）による抗凝固療法を
開始する．DVT の 80％はヒラメ静脈に発生する
ことから，薬物療法に加えて，早期離床，早期荷
重も重要であり，特に calf raise エクササイズに
よる筋ポンプ作用による血行促進は重要と考える．

4．術後の膝関節機能の再獲得[1]

膝周囲骨切り術には，種々の骨切り術があり，
その特性を深く理解することが重要である．疼痛
の部位も術後の初期には，創部痛が主体である
（炎症期）．その後，膝蓋骨周囲の痛みが主体とな
り（拘縮期），骨癒合が得られることには，プレー
ト周囲の痛みへと疼痛部位が変化する（回復期）．
その変化に合わせたアプローチを行うと個々に対
応しやすい．

1）炎症期（術後 1 か月）

炎症の早期減衰に努める．アイシングや前述し
た圧迫包帯，膝蓋上嚢のストレッチ，大腿四頭筋
の等尺性運動，膝蓋下脂肪体や膝蓋骨周囲の軟部
組織の柔軟性維持に努める．股関節周囲筋や大腿
周囲筋の攣縮を認める場合は，軽い筋収縮の繰り

返しやⅠb抑制などで早期に改善をはかる．もともと運動習慣がない患者もいるので，積極的に自動運動を行う習慣を作り上げることが重要である．MOWHTOでは，脛骨長が延長するため，相対的に下腿筋が短縮し，足関節の背屈制限が出る場合があるので，術後早期から，足関節背屈可動域確保を心がける．ハムストリングス，腓腹筋，膝窩筋の緊張度や伸張性，MCLの滑走性の改善をはかる．

2）拘縮期（術後1～3か月）

炎症期が沈静化し，創傷治癒機転により，膝周囲の軟部組織にはいくらかの瘢痕拘縮が生じてくる．この時期には，膝伸展機構のストレッチを入念に行う．特に膝蓋下脂肪体のストレッチは重要で，膝蓋骨を下方へ引き下げ膝蓋腱を緩ませてから大腿四頭筋を急激に収縮させることで，膝蓋下脂肪体の前方移動量の改善をはかる．膝蓋骨は，大腿四頭筋だけでなく，腸脛靱帯を介して骨盤とも連続しており，lower back stretchなどの骨盤と連携したストレッチ運動も励行する．筋力トレーニングとしては，両下肢にボールを挟む内転筋および内側広筋の軽い抵抗運動，この際，骨盤を前傾するように意識的に体幹との協調運動を引き出すように指導する．

3）回復期（術後3か月以降）

この時期になると，骨癒合が得られ，また膝周囲の柔軟性も再獲得されてくるため，プレートと軟部組織の摩擦による痛みが主体となってくる．またMOWHTOにおいては，MCLの直上にプレートがスクリュー固定されているため，深屈曲で脛骨近位内側痛が誘発されることもある．このような場合には，プレート抜去によりその痛みは消失する．この時期になると筋力トレーニングの負荷を増やしていける．高さ40cmの台から片脚で起立できることを目標として筋力トレーニングをはかる．筋力低下の遷延は，膝の痛みの遷延と関連が大きい．

おわりに

膝周囲骨切り術の手術・リハビリテーションの概要について述べた．変形性膝関節症の罹患期間は比較的長いので，リハビリテーションに際しては，術前評価も含めた一連のアプローチが非常に重要であり，手術方法や特徴をよく理解したうえで，適切な周術期管理と術後の注意深いリハビリテーションを行うことで非常に高い満足度を得ることができる．

文　献

1）齊藤英知，畠山和利：膝周囲骨切り術．島田洋一，高橋仁美（編），整形外科　術後理学療法プログラム，3版，pp.221-231，メジカルビュー社，2020.
　Summary　整形外科医と理学療法士による膝関節手術に対する理学療法プログラムの解説．

2）日本Knee Osteotomyフォーラム（編著）：ゼロからはじめる！ Knee Osteotomyアップデート，全日本病院出版会，2018.
　Summary　膝周囲骨切り術の最新の知識を習得できる．

3）Saito H, et al：Short-Term Results of Hybrid Closed-Wedge High Tibial Osteotomy：A Case Series with a Minimum 3-Year Follow-up. *Knee Surg Relat Res*, 30(4)：293-302, 2018. doi：10.5792/ksrr.18.007
　Summary　Hybrid CWTHOの中短期成績が示された．

4）Chiba K, et al：Tibial condylar valgus osteotomy（TCVO）for osteoarthritis of the knee：5-year clinical and radiological results. *Arch Orthop Trauma Surg*, 137(3)：303-310, 2017. doi：10.1007/s00402-016-2609-3
　Summary　TCVOの中期成績が示された．

5）Nakamura R, et al：Appropriate hinge position for prevention of unstable lateral hinge fracture in open wedge high tibial osteotomy. *Bone Joint J*, 99-B(10)：1313-1318, 2017. doi：10.1302/0301-620X.99B10.BJJ-2017-0103.R1
　Summary　MOWTHOの適切なヒンジの位置について調査した．

6）Takeuchi R, et al：Fractures around the lateral

cortical hinge after a medial opening-wedge high tibial osteotomy：a new classification of lateral hinge fracture. *Arthroscopy*, **28**(1)：85-94, 2012. doi：10.1016/j.arthro.2011.06.034
Summary MOWHTO のヒンジ骨折について初めてまとめられた.

7）中山 寛ほか：遠位大腿骨骨切り術におけるヒンジ骨折. 関節外科, **38**(9)：919-923, 2019.
Summary DFO のヒンジ骨折について初めて調査した.

8）Gaasbeek R, et al：The influence of open and closed high tibial osteotomy on dynamic patellar tracking：a biomechanical study. *Knee Surg Sports Traumatol Arthrosc*, **15**(8)：978-984, 2007. doi：10.1007/s00167-007-0305-0
Summary 膝周囲骨切り術の伴う膝蓋骨のトラッキングの変化について生体力学的調査をした.

9）Gaasbeek RD, et al：Distal tuberosity osteotomy in open wedge high tibial osteotomy can prevent patella infera：a new technique. *Knee*, **11**(6)：457-461, 2004, doi：10.1016/j.knee.2004.02.002
Summary DTO が膝蓋骨低位を起こさないことを述べた.

10）Akiyama T, et al：Distal Tibial Tuberosity Arc Osteotomy in Open-Wedge Proximal Tibial Osteotomy to Prevent Patella Infra. *Arthrosc Tech*, **8**(6)：e655-e662, 2019. doi：10.1016/j.eats.2019.02.011
Summary DTO の新しい術式を提案.

11）橋本貴幸, 林 典雄：膝関節拘縮の評価と運動療法, 運動と医学の出版社, 2020.
Summary 膝関節拘縮について理学療法士の立場から詳しくまとめられている.

12）湯浅将人ほか：線溶系と組織修復（骨・筋肉形成）. 日本血栓止血学会誌, **31**(4)：373-380, 2020.
Summary 創傷治癒と凝固専用系の役割についてのレビュー.

13）Nakajima H, et al：Anatomical study of subcutaneous adipofascial tissue：a concept of the protective adipofascial system（PAFS）and lubricant adipofascial system（LAFS）. *Scand J Plast Reconstr Surg Hand Surg*, **38**(5)：261-266, 2004. doi：10.1080/02844310410029543
Summary PAFS と LAFS についての機能解剖的研究.

14）Erickson BJ, et al：Rates of Deep Vein Thrombosis Occurring After Osteotomy About the Knee. *Am J Orthop*（Belle Mead NJ）, **46**(1)：E23-E27, 2017.
Summary 膝周囲骨切り術後の DVT 発生頻度について調査.

15）Kim KI, et al：Do We Need Chemoprophylaxis to Prevent Venous Thromboembolism following Medial Open-Wedge High Tibial Osteotomy? *J Knee Surg*, 2020.［Online ahead of print］doi：10.1055/s-0039-1700976
Summary 膝周囲骨切り術後の DVT の発生頻度と危険因子について調査.

MB Med Reha **No.258**：73-77, 2021

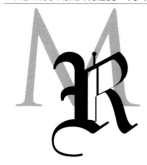

特集／膝関節リハビリテーション診療マニュアル

人工膝関節全置換術(TKA)後リハビリテーション治療

箕田行秀*1　上山秀樹*2　池渕充彦*3
金本成熙*4　中村博亮*5

Abstract　TKA(人工膝関節全置換術)術後リハビリテーション目的は，VTE(静脈血栓塞栓症)予防，筋力訓練・歩行訓練による早期回復，可動域訓練による拘縮予防・可動域拡大である．周術期の必須アミノ酸投与は，TKA術後ADLの回復を早めるため推奨できる．膝関節可動域は術後約2年間で徐々に改善するため，入院中よりも退院後のリハビリテーションがむしろ重要である．入院中に可動域訓練の方法を十分に教育しておく．退院時に可動域訓練の方法を記した冊子を渡すこと，紹介元の整形外科クリニックと連携して外来リハビリテーションを行うことも有用である．

Key words　人工膝関節全置換術(total knee arthroplasty；TKA)，リハビリテーション(rehabilitation)，必須アミノ酸(essential amino acid)

基本的に一般的な膝関節のリハビリテーションに準じて施行する．本稿では，人工膝関節全置換術(total knee arthroplasty；TKA)周術期リハビリテーションに特徴的な事項について述べる．

術前リハビリテーション

TKA術前リハビリテーションの効果に関しては，まだ議論の余地がある．メタアナリシスでは，術前リハビリテーションを行うと，術後の3か月での膝関節機能が良好で，術後3か月の大腿四頭筋筋力が強く，入院期間が短いとの報告がある[1]．TKA術前リハビリテーションは術後早期での回復を早めることが期待できる．可能であれば，術前からリハビリテーションを行うことが推奨される．

術前患者教育

Unmet expectation(手術に対する過度な期待)は術後満足度の低下の因子となる[2]．そのため術前の患者教育が必要である．手術だけでは不十分でリハビリテーションを行わないと機能が改善しないこと，術後約3か月は疼痛と腫脹が続くこと，皮節外側の知覚低下としびれは起こるが問題はないこと．両側例では，左右の回復のスピードは異なることが多いこと，可動域は術後1年かけて徐々に回復するが限界があること．高度変形例では足関節痛が起こること，片側のみ手術した場合は脚長差が出ることなどを術前から説明しておく．

*1 Yukihide MINODA，〒545-8585 大阪府大阪市阿倍野区旭町 1-4-3　大阪市立大学大学院医学研究科整形外科学教室，講師
*2 Hideki UEYAMA，同教室
*3 Mitsuhiko IKEBUCHI，同教室，講師
*4 Narihiro KANEMOTO，田辺中央病院整形外科，部長・人工関節センター長
*5 Hiroaki NAKAMURA，大阪市立大学大学院医学研究科整形外科学教室，教授

術後リハビリテーション

術後リハビリテーション目的は，静脈血栓塞栓症（venous thromboembolism；VTE）予防，筋力訓練・歩行訓練による早期回復，可動域訓練による拘縮予防・可動域拡大である．

1．術当日

VTEを予防することが主眼となる．健側には術中から，患側には手術開始時から，間欠的空気圧迫機器（フットポンプやカーフポンプ）やストッキングを装着する．術直後から足関節の自動運動を開始する．ヒップアップを行い腰痛を予防する．特に行動に制限はないため，ベッド上で積極的に自動運動を促す．腫脹の予防に創部冷罨を行う．

2．術翌日から退院まで

術翌日から歩行を開始する．Hb低下量，バイタルサインをチェックをする．迷走神経反射による起立性低血圧に注意して歩行訓練を開始する．ベッドサイドで座位をとり，バイタルサインが安定してから，歩行を開始する．全荷重はインプラント自体に問題はないが，疼痛のため膝崩れが起こることがあるので注意する．運動神経も含めた神経ブロック（大腿神経ブロックなど）を行った場合は，膝崩れによる転倒に注意する．神経ブロックによって大腿四頭筋（の筋力）がまだ効いていないときは，歩行訓練時にKnee Braceを装着する．VTE予防に水分摂取と足関節自動運動を促す．必要であれば，血栓予防薬の投与を開始する．杖歩行および階段昇降が可能となれば退院となる．

退院すると，立位をとる時間が増加するため患肢のedemaが増悪することが多い．下肢のedemaは約3か月続くことが多いので，退院後も約3か月間は日中だけ患肢にストッキングを着用することが望ましい．

疼痛コントロールのコツ

早期回復には，疼痛・腫脹のコントロールが重要である．術中は，関節周囲カクテル注射（局所麻酔薬，NSAIDs，ステロイド，少量のエピネフリン）や選択的運動神経ブロック（内転筋間ブロック）が推奨される．術後は，様々な薬剤を組み合わせたmultimodal pain controlが推奨される．鍵になる薬剤は，NSAIDs，アセトアミノフェン，弱オピオイド，デュロキセチン，プレガバリンなどである．術後2週は，消炎鎮痛作用のある経口NSAIDsがキードラッグとなる．長期連用で，消化管障害・腎機障害のリスクが上昇するため，疼痛・腫脹が軽減すれば，減量・他の薬剤の追加もしくは変更を考慮する．夜間痛には弱オピオイドの眠前投与，リハビリテーション中の疼痛にはリハビリテーション開始前のNSAIDs坐薬が，疼痛部位が膝以外にもあり疼痛の中枢感作がある患者にはデュロキセチンが有効である．デュロキセチンは，レスポンダー・ノンレスポンダーがあるため，少量から開始し，効果を判定しながら用量を調整する[3]．

歩行訓練・日常生活訓練のコツ

離床後は歩行器歩行を行い，安定すれば杖歩行を指導する．歩行が安定すれば，階段昇降訓練を行う．TKAではACL（前十字靱帯）機能を代償する機構がない機種が多いため，階段やスロープの下りなどでは，paradoxical anterior movementによる不安定性を自覚する患者が多いので注意を要する．術前の変形した下肢アライメントは，TKAによってneutralに矯正されるため，術前後で歩容が大きく変化する．術前の下肢アライメント変形が大きい患者では，術後早期には距腿関節・距骨下関節に違和感を自覚することがある．

最近では生活様式が欧米化しているため，ベッド・椅子の生活になっている．しかし，日本ではどうしても床に座らざるを得ない場面もあるため，kneeingをしながら床から立ち上がる方法も指導する．Kneeingは人工膝関節の機構上，基本的には問題はないが，創部に荷重がかかると疼痛や違和感があるためkneeingを好まない患者が多い．その場合は，柔らかいクッションなどを敷い

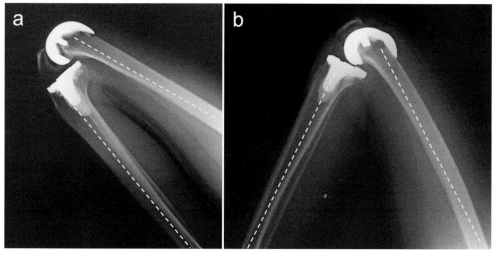

図 1. 手術直後，麻酔下最大屈曲での膝関節側面像
この屈曲角度を記録し，リハビリテーションスタッフと共有しておく．a の症例では 155°，
b の症例では 125°である．術前からの大腿四頭筋の伸張性が影響を及ぼす．

て床との接触面積を増やすことが推奨される．Kneeing を頻回に希望される患者には，外出先へも持ち運びできる補助具（M-PAD ひざガード［ジンマー・バイオメット合同会社］）や，膝前面に簡便に装着できる補助具（アルトロニーゲルパッド［ジンマー・バイオメット合同会社］）も有効である．

可動域訓練のコツ

膝関節可動域は術後の患者満足度に影響を与える．したがって，可動域を拡大させるリハビリテーションは非常に重要である．自動および他動で可動域訓練を行う．屈曲訓練の際には，膝蓋骨の可動性と大腿四頭筋のリラクゼーションが，伸展訓練の際にはハムストリングのリラクゼーションが有効である．

過度の他動屈曲は，膝蓋骨骨折，膝蓋靱帯の断裂，創部の離開，皮膚血流の悪化（特に再置換術後）などのリスクがある．これらを回避するためには，手術直後，麻酔下最大屈曲での膝関節側面像が有効である（**図 1**）．この屈曲角度を記録し，リハビリテーションスタッフと共有しておく．これ以上膝関節を屈曲させると，何らかの合併症を引き起こすため，この角度以上は他動屈曲させないよう留意する．

膝関節可動域は腫脹が軽減する 3 か月から大きく改善していく．術後約 2 年間は徐々に改善する

ため，術後約 2 年間の可動域訓練が重要である．術後 2 年の屈曲と相関する因子として，① 術前屈曲角度（正の相関），② 術中屈曲角度（正の相関），③ BMI（負の相関）が報告されている[4]．術中屈曲角度に応じて，患者ごとに目標屈曲角度を設定する．

術後可動域の経過を考慮すると，入院中よりも退院後のリハビリテーションがむしろ重要であるため，入院中に可動域訓練の方法を十分に教育しておく．退院時に可動域訓練の方法を記した冊子を渡すこと，紹介元の整形外科クリニックと連携して外来リハビリテーションを行うことも有用である．

使用機種による注意点

回旋許容性の少ない機種（constrained 型）で回旋運動を行ったり，内外反許容性のない機種（rotation hinge 型）で内外反運動を行うと，大腿骨コンポーネント・脛骨コンポーネント間に過度の負荷がかかり，インプラントの破損・緩みの一因となる．また mobile-bearing 型の UKA（単顆人工膝関節置換術）では，深屈曲でポリエチレンインサートの脱転のリスクがある．機種により，デザイン上の回旋・内外反・伸展屈曲の許容性が異なる．リハビリテーションを行う前に使用した機種のデザイン特性を執刀医に確認しておくことが

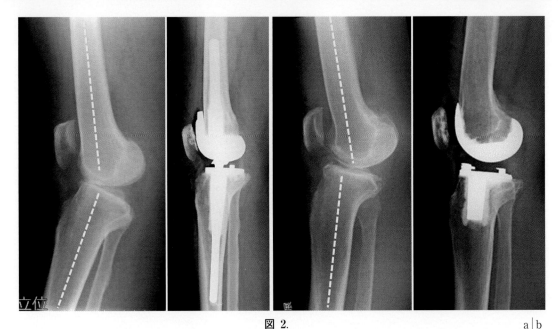

図 2.

a : 25°の反張を認める.脳出血後の左片麻痺があるため,rotating hinge 型 TKA を使用した.
b : 20°の反張を認める.麻痺がないため,通常の表面置換型 TKA を使用した.反張の再発予
　防のため術後 3 か月間伸展ブロックの膝関節装具を装着した.

必要である.

TKA 後のスポーツ活動

　TKA 症例数の増加,対象の若年化に伴い,活動性の高い患者への TKA が増加している.そのため患者のスポーツ活動への期待も高まっている.一方で過度の衝撃は人工関節の長期耐用性に悪影響を与える.どこまでのスポーツ活動が長期耐用性に影響を与えるかを正当に検証するには RCT が必要であるが,倫理上不可能である.そのため,エキスパートオピニオンしかない[5].コンタクトスポーツ・衝撃のかかるスポーツ(ジョギング・野球・バレーボールなど)は推奨されていない.水泳・散歩・自転車・テニス(ダブルス)は推奨されている.クロスカントリースキー・ハイキングなどは経験者には推奨されている.

特殊例

1.片側手術例で術後脚長差を生じる症例

　TKA により下肢アライメントが矯正され,伸展 gap が調整されるため膝関節の屈曲拘縮は改善する.その結果,脚長は術前より長くなる.しかし,非手術側の膝に高度の内反変形や屈曲拘縮が

ある場合は脚長差が生じる.両側立位時に,脚長差を補正するために,手術側の膝を屈曲してしまう.その状態が続くと,TKA 時にリリースした後方の軟部組織が再び拘縮を起こして,屈曲拘縮が再発する.術後 1～2 年で屈曲拘縮が完成してしまった後に対側 TKA を行うと,対側 TKA も同じ理由で術後屈曲拘縮を起こす.TKA 後の屈曲拘縮は,立位時により大きな大腿四頭筋筋力が必要となるため,ADL・満足度の低下をきたす.片側 TKA 例で術後脚長差を生じて立位時に TKA 後の膝を屈曲させる症例では,対側の早期 TKA が勧められる.しかし,それが不可能な場合は,非手術側の補高装具の作成により,手術側の術後屈曲拘縮を予防する.

2.反張膝

　反張膝に TKA を行う場合がある.反張膝には,神経原性(ポリオ・脳梗塞・シャルコー関節)のもの,general joint laxity によるもの,関節リウマチに伴うもの,明らかな器質的疾患がないものなどがある.神経原性の症例には,機械的に反張を止める rotating hinge 型が使用される(**図 2-a**).神経原性ではない症例では,大腿骨遠位部骨切除量・脛骨近位部骨切除量を通常より小さくして,

通常の表面置換型が使用される（**図2-b**）. 術前は，膝を過伸展することで大腿四頭筋筋力を使わずに立脚期をとる歩行を行う患者が多い. 術後もそうした歩行を続けると，rotating hinge 型ではインプラントの破綻，表面置換型では後方軟部組織の延長による反張の再発が危惧される. 反張再発予防のために，立脚期で膝過伸展をとらない歩容の指導・大腿四頭筋の筋力訓練・膝過伸展を予防する装具の装着（約3か月）が勧められる.

最新のトピックス：必須アミノ酸投与は TKA 術後 ADL の回復を早める

TKA 術後の早期回復のトピックスとして，タンパク質を中心とした栄養指導が注目されている. 低タンパクは，周術期合併症・回復遅延のリスクファクターになることが報告されている[6]. これまで，低タンパクへの対策としての，アミノ酸投与の効果を詳細に調査した研究はなかった. そこで，周術期アミノ酸投与が術後回復に与える影響を調査するために RCT を行った[7]. TKA 予定患者60人をランダムに2群に分け，必須アミノ酸（ES ポリタミン［EA ファーマ社］）とプラセボ（乳酸）を術前1週から術後2週まで投与した. 手術は同一術者が同一機種を用いて行い，術後のリハビリテーションプロトコールも同一であった. 技師がエコーを用いてブラインドで大腿直筋の断面積を測定した. 大腿直筋断面積・血清アルブミン濃度・VAS score・日常生活動作への復帰までの日数を2群間で比較した. 術前データ（年齢・性別・BMI・大腿直筋の断面積・VAS score・可動域・ADL）は2群間で差はなかった. 術後インプラントアライメントも2群間で有意差はなかった. しかし，必須アミノ酸投与群では，術後4週において大腿直筋面積が大きく，VAS score は低く，血清アルブミン濃度は高く，日常生活動作への復帰が早かった. これは，必須アミノ酸投与が大腿直筋の術後萎縮を予防したため，膝関節が安定して VAS score が低下し，その結果 ADL の早期回復を加速させたと推察される. この報告は，

Knee Society Award（2020 Chitranjan S. Ranawat Award）を日本発の研究として初受賞した. Bone Joint Journal に掲載された論文の内容を1分40秒でやさしくまとめたアニメーションも YouTube〔https://www.youtube.com/watch?v=ikRyERZpOZM〕で見られるので，是非ご参照されたい.

文　献

1) Moyer R, et al：The Value of Preoperative Exercise and Education for Patients Undergoing Total Hip and Knee Arthroplasty：A Systematic Review and Meta-Analysis. *JBJS Rev*, **5**(12)：e2, 2017.

2) Bourne RB, et al：Patient satisfaction after total knee arthroplasty：who is satisfied and who is not? *Clin Orthop Relat Res*, **468**：57-63, 2010.

3) Itoh N, et al：Efficacy of duloxetine for multisite pain in patients with knee pain due to osteoarthritis：An exploratory post hoc analysis of a Japanese phase 3 randomized study. *J Orthop Sci*, 2020.〔Online ahead of print〕

4) Minoda Y, et al：Mobile-bearing prosthesis and intraoperative gap balancing are not predictors of superior knee flexion：a prospective randomized study. *Knee Surg Sports Traumatol Arthrosc*, **23**：1986-1992, 2015.

5) Swanson EA, et al：Activity recommendations after total hip and knee arthroplasty：a survey of the American Association for Hip and Knee Surgeons. *J Arthroplasty*, **24**(6 Suppl)：120-126, 2009.

6) Schroer WC, et al：2019 Chitranjan S. Ranawat Award：Elective joint arthroplasty outcomes improve in malnourished patients with nutritional intervention：a prospective population analysis demonstrates a modifiable risk factor. *Bone Joint J*, **101**-B(7_Supple_C)：17-21, 2019.

7) Ueyama H, et al：2020 Chitranjan S. Ranawat Award：Perioperative essential amino acid supplementation suppresses rectus femoris muscle atrophy and accelerates early functional recovery following total knee arthroplasty. *Bone Joint J*, **102**-B(6_Supple_A)：10-18, 2020.

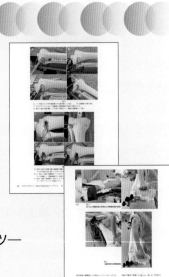

MB Med Reha **No.258**：79-83, 2021

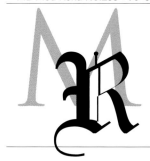

特集／膝関節リハビリテーション診療マニュアル

膝関節周囲悪性骨軟部腫瘍手術における
リハビリテーション治療

塚本真治[*1]　　山中頌貴[*2]　　城戸　顕[*3]

Abstract　　膝周囲の悪性骨腫瘍に対し，広範囲切除後腫瘍用人工関節で再建した後の
リハビリテーション治療について述べる．固有受容感覚の低下は膝折れを誘発し転倒リス
クの増加につながる．筋力・可動域の向上のみならず，固有受動器を刺激し，正常の歩行
パターンを指標とした訓練を行うことが重要である．悪性骨腫瘍のため膝周囲を腫瘍用人
工関節にて置換された患者の機能回復には約1年間を要すると考え，術後1年はリハビリ
テーションに励むよう指導する．整形外科医とリハビリテーション科医，療法士の密な連
携がこれらの患者のリハビリテーションを進めていく中で最重要である．

Key words　　骨軟部腫瘍(bone and soft tissue tumor)，人工関節(prosthesis)，リハ
ビリテーション(rehabilitation)，プロトコール(protocol)

はじめに

　悪性軟部腫瘍(軟部肉腫)は中高年に発生するこ
とが多い一方，原発性悪性骨腫瘍(骨肉腫，Ewing
肉腫)は小児・若年者に発生することが多い[1]．骨
肉腫の好発部位は大腿骨遠位や脛骨近位であ
る[1]．また転移性骨腫瘍も時折，大腿骨遠位や脛
骨近位に発生し，単発転移や生命予後が長く見込
まれる場合，一塊切除後に腫瘍用人工関節での再
建が適応となることがある[2]．膝周囲の軟部肉腫
に対しては周囲の筋肉や靱帯，膝蓋腱を含めた広
範囲切除が必要となり，特に下腿の場合は皮膚欠
損に対し皮弁を要する場合も多い．骨肉腫に対し
ては，化学療法，切除・再建技術の向上により，
腫瘍用人工関節を用いた再建が選択されることが
増えている[3]．さらに骨肉腫の5年生存率は化学
療法導入以前と比較すると20％から85％にまで
向上しており[4]，生存期間の向上に伴い，長期に
わたる残存障害の克服が課題となってきた．特に
若年者においては要求される活動レベルの高さが
重要となる．腫瘍用人工関節での再建術後の機能
は良好とする報告が多い一方，感染，人工関節の
破損，緩みなどの高い発症率も報告されている[5]．
Cartyらは膝周囲骨腫瘍に対し腫瘍用人工関節再
建を受けた患者においては，術後の機能障害は関
節可動域制限や筋力低下と相関することを報告し
た[6]．術後の機能障害としてはバランス能力の障
害，歩行時の外側不安定性，非対称な歩容などが
報告されており[7]，これらの障害を克服するため
のリハビリテーションプロトコールが最近報告さ
れている(**表1，2**)[8)9)]．

リハビリテーション治療の実際

　リハビリテーション治療は術翌日から開始し，
術後6〜9か月間，週5日1〜2回を最低40分以上
行う．

[*1] Shinji TSUKAMOTO, 〒634-8522 奈良県橿原市四条町840　奈良県立医科大学附属病院リハビリテーション科
[*2] Nobuki YAMANAKA, 同
[*3] Akira KIDO, 同，病院教授

表 1. 大腿骨遠位置換術後のリハビリテーション治療

目標は全荷重可能で，膝の可動域：屈曲 0〜90°	
術後 1〜3 日目	患肢挙上しシーネ，ギプスなどで膝関節を固定する．膝伸筋群の等尺性運動を開始．膝の屈曲は禁止．安静度はベッド上から車椅子までとする．
術後 4 日目〜2 週間まで	膝関節を支柱付き装具で固定し痛みに合わせ荷重を開始する．膝伸筋群の等張性運動を行う．膝の屈曲は禁止．
術後 2〜6 週間	手術創の治癒の後膝関節の自動での可動域訓練を開始．膝折れの恐れがあれば訓練時に装具（ロック式両側支柱付き膝関節装具）で膝関節を固定させる．可能であれば全荷重を許可．膝伸筋群の筋力トレーニングを引き続き行う．
術後 7 週以降	膝関節の他動での可動域訓練を開始．膝伸筋群の筋力トレーニングを行う．麻酔下の徒手検査にて膝屈曲制限の原因を調べる．術後 6 か月以上経過しても屈曲が 60° 未満であれば観血的受動術を考慮する．

（文献 8 より）

表 2. 脛骨近位置換術後のリハビリテーション治療

正常歩行の障害とならないようにエクステンションラグのない膝関節の完全伸展が目標	
術後 1〜5 日目	患肢挙上しシーネ，ギプスなどで膝関節を固定する．痛みに合わせて荷重を許可する．足関節の自動での可動域訓練を開始．
術後 6 日目〜6 週間まで	膝関節の可動域訓練は自動でも他動でも行わない．膝蓋腱を治癒させるため膝関節は固定する．大腿四頭筋の等尺性運動のみを行う．
術後 7 週間以降	膝関節の可動域訓練を徐々に開始する．SLR（下肢伸展挙上）が可能であれば歩行時膝関節の支柱付き装具に切り替える．目標の膝関節の可動域は 0〜90° とする．
	エクステンションラグのある場合は膝関節の完全屈曲を目標にしない．麻酔下での受動術は禁忌である．

（文献 8 より）

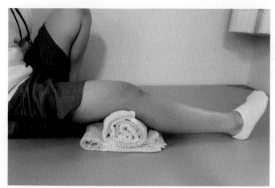

図 1. パテラセッティングの方法
タオルを押し潰すように力を入れて膝関節の
完全伸展を促す．

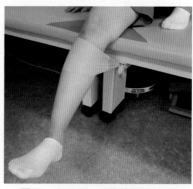

図 2. セラバンドを使用しての
大腿四頭筋強化訓練

1．部分荷重時期（術後 1〜2 か月間）

リハビリテーションは術翌日より開始，膝関節の可動域訓練，大腿四頭筋の筋力強化訓練，立位歩行訓練などを実施し，基本的な下肢機能の回復を目指す．我々の施設では大腿四頭筋の筋力強化と膝蓋骨の可動性保持を目的に等尺性運動であるパテラセッティング（**図1**）から開始し，次に，自動もしくは他動運動で膝の屈曲・伸展とセラバンドを使用しての大腿四頭筋強化訓練（**図2**）を実施する．腫瘍の病勢や術前化学療法の影響により運動機能が低下し自動訓練が困難な患者には自動介助運動から訓練を行う．足底の固有受容器からの情報は歩行調整機構の安定化に重要であるため[10]，部分荷重時期においてこれらと併行してビー玉つかみ（**図3**）やタオルギャザー（**図4**）により，患肢の固有受容器の刺激を促す．続いて免荷

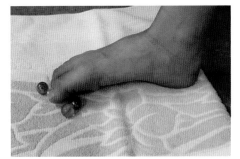

図 3. ビー玉つかみ

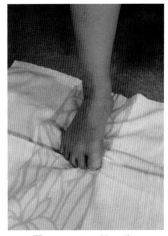

図 4. タオルギャザー

歩行・部分荷重歩行の獲得を目標に歩行器やピックアップウォーカーなどの歩行補助具を用いた訓練を行う．脛骨近位置換術を受けた患者は，膝蓋腱が治癒するまで膝関節の固定期間が40日間程度必要とされており，それまでは膝関節の可動域訓練の開始を遅らせる[9]．

2．全荷重を目標に負荷を増加させる時期（術後3～6か月間）

体重の1/2以上の患肢への荷重が許可された後，全荷重を目標に正しい姿勢を保ちながら患肢への荷重（を増加する）訓練を行う（図5）．訓練時は鏡を使用し，視覚情報によるフィードバックを介して姿勢保持や荷重訓練を促す．固有感覚の低下は膝折れを誘発させ転倒リスクを増すため，立位においても引き続き患肢の固有受容器訓練が重要である．両足での立位訓練はバランスボードを使用することで徐々に課題の難易度を変更し得

る．課題としてはバランスボード上で，膝関節伸展位保持訓練（図6），ボールを挟んでの膝関節軽度屈曲位保持訓練（図7），片脚立位保持訓練（図8）などを行う．さらに難易度を上げるには，バランスボード上で閉眼しての立位保持，ボールを投げるなどの運動が有効である．荷重が安定化すればさらに階段昇降，床からの立ち上がり・入浴動作などのADL訓練を行う．

考　察

悪性骨腫瘍に対しては広範囲切除が必要であるが，本術式は骨幹端，関節や付着する筋群のみならず機械受容器を含む種々の感覚受容体が犠牲となり，結果として患肢のバランス能力の低下を招

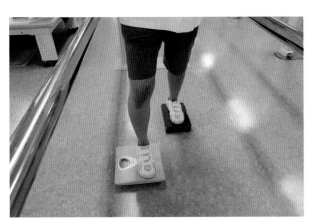

図 5. 平行棒にて片下肢へ体重計を設置し，荷重訓練を行う．

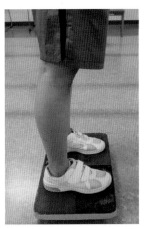

図 6. バランスボードに乗った状態での膝関節伸展位保持訓練

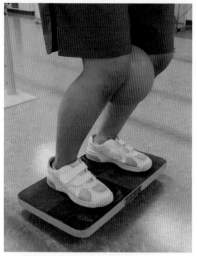
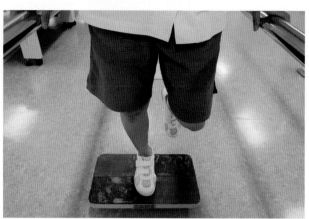

図 7. バランスボードに乗った
状態で，ボールを挟んでの
膝関節軽度屈曲位保持訓練

図 8. バランスボードに乗った状態で，
片脚立位保持訓練

く[7]．固有受動器の障害の程度は遠位大腿骨置換術と近位脛骨置換術を受けた患者間に差はなく，骨切除長が長くなるにつれ固有受動器の障害の程度は大きくなるとの報告がある[10]．また膝の可動域と歩行テストの結果が相関せず，ゆえに通常の歩行には膝の屈曲が 60° で十分であるとの報告もある[11]．腫瘍用人工関節で再建された患者のリハビリテーション治療では筋力や可動域の向上だけではなく，固有受動器を刺激し，正常の歩行パターン復帰を目指す訓練が必要である[11]．腫瘍用人工関節にて再建された患者の機能回復には 1 年間を要すると考え[7]，患者に対しては術後 1 年はリハビリテーションに励むよう指導・教育する．骨肉腫の患者ではリハビリテーションは術後化学療法中に行うことになるが，リハビリテーションが化学療法の合併症を増加させることはなく，むしろ良い効果を及ぼすと諸家は報告している[12]~[14]．

膝周囲の軟部肉腫に関して Tanaka らは，大腿の軟部肉腫の広範囲切除の際，4 つの大腿四頭筋のうち，少なくとも 2 つの四頭筋が温存されれば患肢機能は良好と報告している[15]．また下腿の軟部肉腫においては，片側のハムストリングスが温存されれば患肢機能は良好との報告がある[16]．

結　論

膝周囲の悪性骨腫瘍に対し，広範囲切除に引き続き腫瘍用人工関節で再建した後のリハビリテーション治療について述べた．本稿が日常のリハビリテーション治療の参考になれば幸いである．膝関節周囲悪性骨軟部腫瘍手術におけるリハビリテーション治療においても整形外科医とリハビリテーション科医，療法士の密な連携が最も重要であることを強調し本稿を終える．

文　献

1) Errani C, et al：Imaging Analyses of Bone Tumors. *JBJS Rev*, 8(3)：e0077, 2020. doi：10.2106/JBJS.RVW.19.00077
2) Errani C, et al：What's new in management of bone metastases? *Eur J Orthop Surg Traumatol*, **29**(7)：1367-1375, 2019. doi：10.1007/s00590-019-02446-y
3) Asavamongkolkul A, et al：Endoprosthetic reconstruction for malignant bone and soft-tissue tumors. *J Med Assoc Thai*, **90**(4)：706-717, 2007.
4) Gosheger G, et al：Endoprosthetic reconstruction in 250 patients with sarcoma. *Clin Orthop Relat Res*, **450**：164-171, 2006. doi：10.1097/01.blo.0000223978.36831.39
5) Qadir I, et al：Functional outcome of limb salvage surgery with mega-endoprosthetic recon-

struction for bone tumors. *Arch Orthop Trauma Surg*, **132**(9)：1227-1232, 2012. doi：10.1007/s00402-012-1542-3

6）Carty CP, et al：Impairment and disability following limb salvage procedures for bone sarcoma. *Knee*, **16**(5)：405-408, 2009. doi：10.1016/j.knee.2009.02.006

7）de Visser E, et al：Deterioration of balance control after limb-saving surgery. *Am J Phys Med Rehabil*, **80**(5)：358-365, 2001. doi：10.1097/00002060-200105000-00007

8）Shehadeh A, et al. Standardization of rehabilitation after limb salvage surgery for sarcomas improves patients' outcome. *Hematol Oncol Stem Cell Ther*, **6**(3-4)：105-111, 2013. doi：10.1016/j.hemonc.2013.09.001
　　Summary 大腿骨遠位，脛骨近位，全大腿骨，上腕骨，肩甲部，骨盤の原発性骨腫瘍に対する患肢温存術後のリハビリテーションのプロトコールを報告した論文.

9）Morri M, et al：Postoperative function recovery in patients with endoprosthetic knee replacement for bone tumour：an observational study. *BMC Musculoskelet Disord*, **19**(1)：353, 2018. doi：10.1186/s12891-018-2280-7
　　Summary 大腿骨遠位，脛骨近位の原発性骨腫瘍に対する腫瘍用人工関節を用いた患肢温存術後のリハビリテーションのプロトコールと術後の患肢機能を報告した論文.

10）Li W-C, et al：Knee proprioception in patients with osteosarcoma around the knee after modular endoprosthetic reconstruction. *J Bone Joint Surg Am*, **87**(4)：850-856, 2005. doi：10.2106/JBJS.D.01885

11）Morri M, et al：Which factors are associated with the functional recovery in patients undergoing endoprosthetic knee reconstruction following bone tumour resection?-A observational study. *Arch Physiother*, **8**：11, 2018. doi：10.1186/s40945-018-0052-1

12）Braam KI, et al：Physical exercise training interventions for children and young adults during and after treatment for childhood cancer. *Cochrane Database Syst Rev*, **3**：CD008796, 2016. doi：10.1002/14651858.CD008796.pub3

13）Erickson JM, et al：A Feasibility Study to Measure Physical Activity, Fatigue, Sleep-Wake Disturbances, and Depression in Young Adults During Chemotherapy. *J Adolesc Young Adult Oncol*, **3**(1)：37-41, 2014. doi：10.1089/jayao.2013.0028

14）Velthuis MJ, et al：The effect of physical exercise on cancer-related fatigue during cancer treatment：a meta-analysis of randomised controlled trials. *Clin Oncol*(*R Coll Radiol*), **22**(3)：208-221, 2010. doi：10.1016/j.clon.2009.12.005

15）Tanaka A, et al：Knee extension strength and post-operative functional prediction in quadriceps resection for soft-tissue sarcoma of the thigh. *Bone Joint Res*, **5**(6)：232-238, 2016. doi：10.1302/2046-3758.56.2000631

16）Tanaka A, et al：Prediction of muscle strength and postoperative function after knee flexor muscle resection for soft tissue sarcoma of the lower limbs. *Orthop Traumatol Surg Res*, **103**(7)：1081-1085, 2017. doi：10.1016/j.otsr.2017.07.005

運動器臨床解剖学

―チーム秋田の「メゾ解剖学」基本講座―

はやくも!!
大好評

編集　東京医科歯科大学
秋田恵一　二村昭元

2020 年 5 月発行　B5 判　186 頁
定価 (本体価格 5,400 円＋税)

マクロよりも詳しく、ミクロよりもわかりやすく！
「関節鏡視下手術時代に必要なメゾ (中間の) 解剖学」

肩、肘、手、股、膝、足を中心に、今までの解剖学の「通説」を覆す新しい知見をまとめた本書。
解剖学を学ぶ方のみならず、運動器を扱うすべての方必読です!!

目次

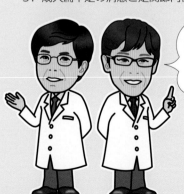

紙面のご紹介ページもぜひご覧ください!

全日本病院出版会
〒113-0033 東京都文京区本郷 3-16-4　Tel:03-5689-5989
www.zenniti.com　Fax:03-5689-8030

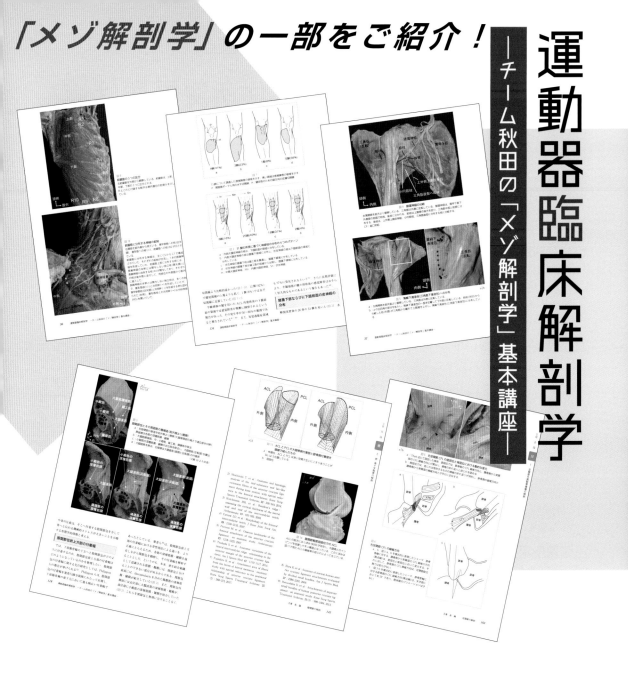

FAX による注文・住所変更届け

改定：2015 年 1 月

毎度ご購読いただきましてありがとうございます.

読者の皆様方に小社の本をより確実にお届けさせていただくために, FAX でのご注文・住所変更届けを受けつけております. この機会に是非ご利用ください.

◎ご利用方法

FAX 専用注文書・住所変更届は, そのまま切り離して FAX 用紙としてご利用ください. また, 注文の場合手続き終了後, ご購入商品と郵便振替用紙を同封してお送りいたします. **代金が 5,000 円をこえる場合, 代金引換便とさせて頂きます.** その他, 申し込み・変更届けの方法は電話, 郵便はがきも同様です.

◎代金引換について

本の代金が 5,000 円をこえる場合, 代金引換とさせて頂きます. 配達員が商品をお届けした際に, 現金またはクレジットカード・デビットカードにて代金を配達員にお支払い下さい(本の代金＋消費税＋送料). (※年間定期購読と同時に 5,000 円をこえるご注文を頂いた場合は代金引換とはなりません. 郵便振替用紙を同封して発送いたします. 代金後払いという形になります. 送料は定期購読を含むご注文の場合は頂きません)

◎年間定期購読のお申し込みについて

年間定期購読は, 1 年分を前金で頂いておりますため, 代金引換とはなりません. 郵便振替用紙を本と同封または別送いたします. 送料無料, また何月号からでもお申込み頂けます.

毎年末, 次年度定期購読のご案内をお送りいたしますので, 定期購読更新のお手間が非常に少なく済みます.

◎住所変更届けについて

年間購読をお申し込みされております方は, その期間中お届け先が変更します際, 必ずご連絡下さいますようよろしくお願い致します.

◎取消, 変更について

取消, 変更につきましては, お早めに FAX, お電話でお知らせ下さい.

返品は, 原則として受けつけておりませんが, 返品の場合の郵送料はお客様負担とさせていただきます. その際は必ず小社へご連絡ください.

◎ご送本について

ご送本につきましては, ご注文がありましてから約 1 週間前後とみていただきたいと思います. お急ぎの方は, ご注文の際にその旨をご記入ください. 至急送らせていただきます. 2〜3 日でお手元に届くように手配いたします.

◎個人情報の利用目的

お客様から収集させていただいた個人情報, ご注文情報は本サービスを提供する目的(本の発送, ご注文内容の確認, 問い合わせに対しての回答等)以外には利用することはございません.

その他, ご不明な点は小社までご連絡ください.

株式会社 全日本病院出版会　〒 113-0033 東京都文京区本郷 3-16-4-7F
電話 03(5689)5989　FAX03(5689)8030　郵便振替口座 00160-9-58753

FAX 専用注文書

5,000 円以上代金引換

ご購入される書籍・雑誌名に○印と冊数をご記入ください

○	書　籍　名	定価	冊数
	明日の足診療シリーズ I 足の変性疾患・後天性変形の診かた 新刊	¥9,350	
	運動器臨床解剖学—チーム秋田の「メゾ解剖学」基本講座—	¥5,940	
	ストレスチェック時代の睡眠・生活リズム改善実践マニュアル	¥3,630	
	超実践！がん患者に必要な口腔ケア	¥4,290	
	足関節ねんざ症候群—足くびのねんざを正しく理解する書—	¥5,500	
	読めばわかる！臨床不眠治療—睡眠専門医が伝授する不眠の知識—	¥3,300	
	骨折治療基本手技アトラス—押さえておきたい 10 のプロジェクト—	¥16,500	
	足育学　外来でみるフットケア・フットヘルスウェア	¥7,700	
	四季を楽しむビジュアル嚥下食レシピ	¥3,960	
	病院と在宅をつなぐ 脳神経内科の摂食嚥下障害—病態理解と専門職の視点—	¥4,950	
	カラーアトラス　爪の診療実践ガイド	¥7,920	
	睡眠からみた認知症診療ハンドブック—早期診断と多角的治療アプローチ—	¥3,850	
	肘実践講座　よくわかる野球肘　肘の内側部障害—病態と対応—	¥9,350	
	医療・看護・介護で役立つ嚥下治療エッセンスノート	¥3,630	
	こどものスポーツ外来—親もナットク！このケア・この説明—	¥7,040	
	野球ヒジ診療ハンドブック—肘の診断から治療，検診まで—	¥3,960	
	見逃さない！骨・軟部腫瘍外科画像アトラス	¥6,600	
	パフォーマンス UP！　運動連鎖から考える投球障害	¥4,290	
	医療・看護・介護のための睡眠検定ハンドブック	¥3,300	
	肘実践講座 よくわかる野球肘　離断性骨軟骨炎	¥8,250	
	これでわかる！スポーツ損傷超音波診断 肩・肘＋α	¥5,060	
	達人が教える外傷骨折治療	¥8,800	
	ここが聞きたい！スポーツ診療 Q & A	¥6,050	
	見開きナットク！フットケア実践 Q & A	¥6,050	
	高次脳機能を鍛える	¥3,080	
	最新　義肢装具ハンドブック	¥7,700	
	訪問で行う 摂食・嚥下リハビリテーションのチームアプローチ	¥4,180	

バックナンバー申込（※ 特集タイトルはバックナンバー 一覧をご参照ください）

❀メディカルリハビリテーション（No）

No＿＿＿＿　　No＿＿＿＿　　No＿＿＿＿　　No＿＿＿＿　　No＿＿＿＿

No＿＿＿＿　　No＿＿＿＿　　No＿＿＿＿　　No＿＿＿＿　　No＿＿＿＿

❀オルソペディクス（Vol/No）

Vol/No＿＿＿　Vol/No＿＿＿　Vol/No＿＿＿　Vol/No＿＿＿　Vol/No＿＿＿

年間定期購読申込

❀メディカルリハビリテーション	No.	から

❀オルソペディクス	Vol.	No.	から

TEL：　　（　　　）　　　　　　　FAX：　　（　　　）

ご住所　〒

フリガナ

お名前　　　　　　　　　　　　　　　要捺印　診療科目

FAX 03-5689-8030 全日本病院出版会行

年　　月　　日

住 所 変 更 届 け

お 名 前	フリガナ	
お客様番号		毎回お送りしています封筒のお名前の右上に印字されております8ケタの番号をご記入下さい。
新お届け先	〒　　　　　都 道 　　　　　　　府 県	
新電話番号	（　　　　　）	
変更日付	年　　月　　日より	月号より
旧お届け先	〒	

※ 年間購読を注文されております雑誌・書籍名に✓を付けて下さい。
- ☐ Monthly Book Orthopaedics （月刊誌）
- ☐ Monthly Book Derma. （月刊誌）
- ☐ 整形外科最小侵襲手術ジャーナル （季刊誌）
- ☐ Monthly Book Medical Rehabilitation （月刊誌）
- ☐ Monthly Book ENTONI （月刊誌）
- ☐ PEPARS （月刊誌）
- ☐ Monthly Book OCULISTA （月刊誌）

FAX 03-5689-8030

全日本病院出版会行

Monthly Book Medical Rehabilitation

2021年　年間購読のご案内

年間購読料　40,150円（消費税込）

年間 13 冊発行

（通常号 11 冊・増大号 1 冊・増刊号 1 冊）

送料無料でお届けいたします！

各号の詳細は弊社ホームページでご覧いただけます.
☞www.zenniti.com/

※各号定価 2,750 円（本体価格 2,500 円＋税）（増刊・増大号を除く）

編集主幹：宮野佐年　医療法人財団健貢会総合東京病院
　　　　　　　　　　リハビリテーション科センター長
　　　　　水間正澄　医療法人社団輝生会理事長
　　　　　　　　　　昭和大学名誉教授

No.258　編集企画：
津田英一　弘前大学教授

Monthly Book Medical Rehabilitation　No.258

2021 年 2 月 15 日発行　（毎月 1 回 15 日発行）
定価は表紙に表示してあります．
Printed in Japan

発行者　　末 定 広 光
発行所　　株式会社　全日本病院出版会
　〒 113-0033　東京都文京区本郷 3 丁目 16 番 4 号 7 階
　　　電話（03）5689-5989　Fax（03）5689-8030
　　　郵便振替口座 00160-9-58753

印刷・製本　三報社印刷株式会社　　　　電話（03）3637-0005
広告取扱店　⟮資⟯日本医学広告社　　　　電話（03）5226-2791

© ZEN・NIHONBYOIN・SHUPPANKAI, 2021